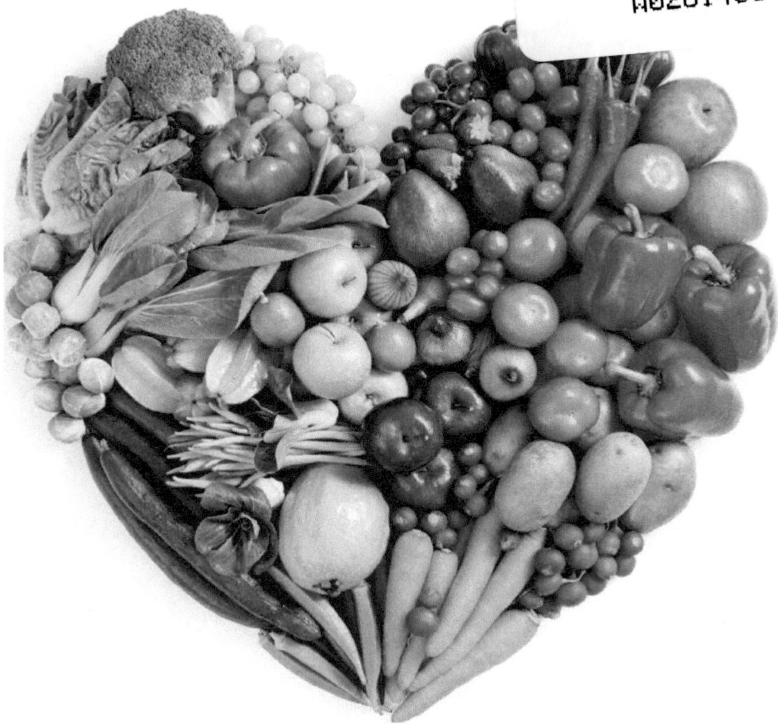

Zurück zur Traumfigur: Gesunde Ernährung nach der Schwangerschaft

8 Wochen Diätplan mit leckeren und abwechslungsreichen Rezepten

Christine Rosenstein

1. Auflage

Inhaltsverzeichnis

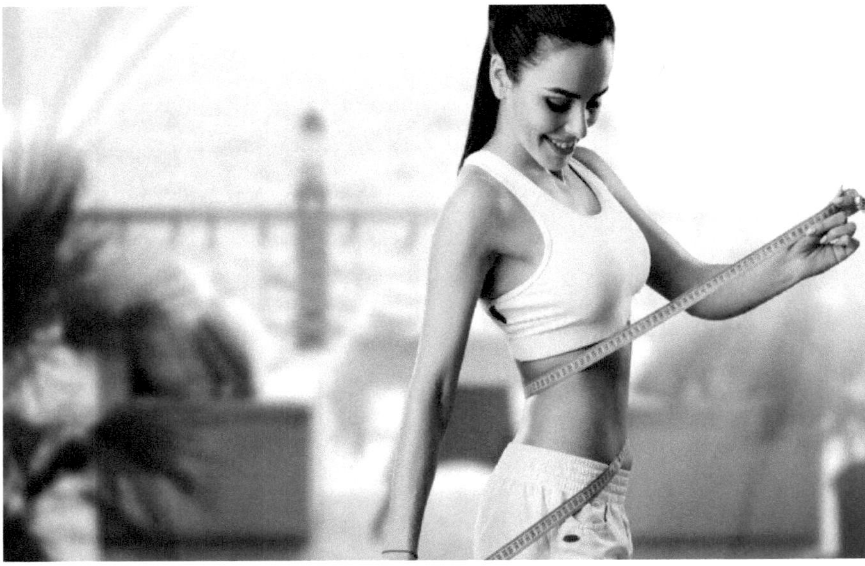

Dein neues Leben

Hallo und herzlichen Glückwunsch. DU hast eine Entscheidung getroffen, die dein Leben vollkommen verändern wird. Dafür darfst du dir mehrmals auf die Schulter klopfen. Ab heute wirst du ein besseres und gesünderes Leben führen und genau DIESES Buch, wird dich Schritt für Schritt begleiten.

Natürlich ist die Zeit, in der du schwanger warst, ein wundervolles Kapitel gewesen - sehr emotional und mit schönen Momenten beschenkt. Sicherlich war sie auch sehr anstrengend, aber wenn du deinen Engel in die Augen schauen kannst, vergisst du alles um dich herum.

Nun wird es Zeit, dass du auch an dich denkst. Ich freue mich sehr darüber, dass ich dich auf diesem Weg begleiten darf. Mit meinem Ernährungsplan für die nächsten Wochen, wirst du schnell tolle Ergebnisse erzielen. Das Schöne daran ist, dass du weder hungern noch leiden musst. Du wirst die Zeit genießen und dabei auch einige Kilos abnehmen - klingt das nicht toll?

Und ich sage dir - ich spreche aus Erfahrung. Als ich mein zweites Baby bekommen habe, hatte ich 20 Kilo mehr auf der Waage. Wahnsinn, oder? Ich habe mich schlecht und unattraktiv gefühlt. Gleichzeitig hatte ich ein geringes Selbstbewusstsein und immer wieder schlechte Laune.

Das alles möchte ich dir ersparen und dir, bei diesem essenziellen Schritt, helfen.

Das Buch ist ein wunderbarer Begleiter. Du wirst bewusster und gesünder leben. Zudem erhältst du die Energie, die du und dein Baby brauchen. Und glaube mir - bald wirst du dich pudelwohl fühlen und mit einem großen Lächeln, dein neues Leben entgegentreten.

Dein Ernährungsplan fängt von Tag 1 an und endet am 27. Tag. Hast du alles gut gemeistert, fängst du wieder von vorne an. So bist du bestens ausgestattet und hast einen sehr detaillierten Ernährungsplan, an den du dich halten solltest. Natürlich kannst du auch selbst jeden Tag dir die Rezepte frei wählen.

Viel Spaß

Deine Christine

Rezepte

8 Wochen Diätplan mit leckeren und abwechslungsreichen Rezepten

Tag 1 – Frühstück

Belegtes Dinkelbrot mit Avocado

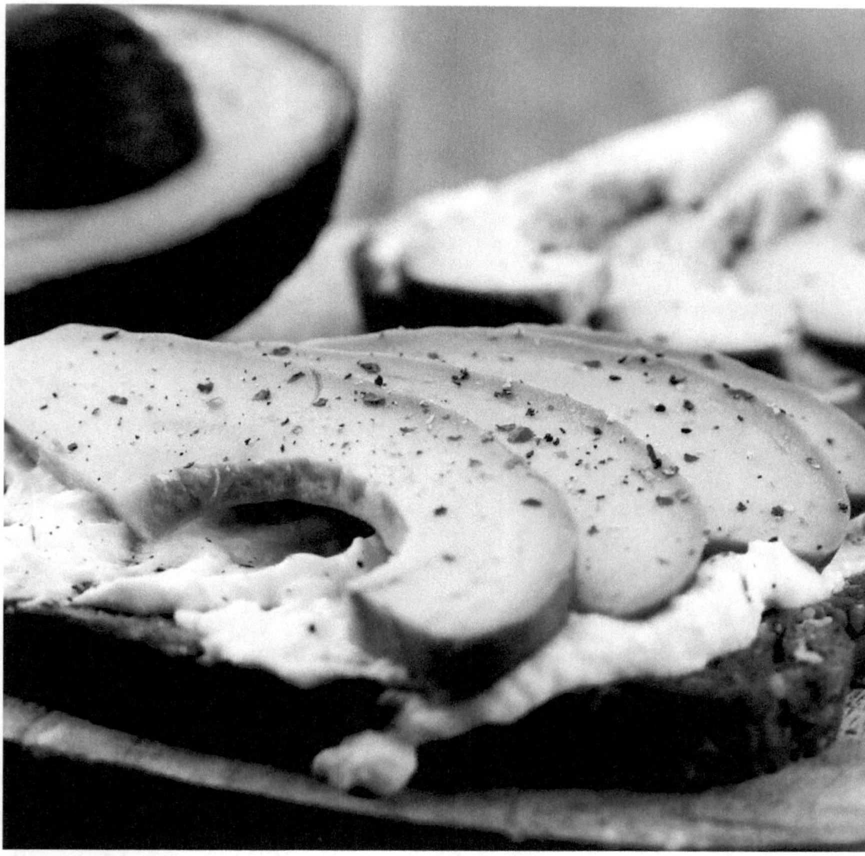

Portionen: 2

Zutaten

- 2 Avocados
- 4 Scheiben Dinkelbrot
- Quark
- Salz und Pfeffer

Zubereitung

Zuerst die Avocados halbieren und das Fruchtfleisch heraus löffeln. Anschließend in Scheiben schneiden. Brot mit Quark bestreichen. Nun die Avocadoscheiben auf das Brot legen. Zum Schluss mit Pfeffer und Salz würzen.

Tag 1 – Mittag

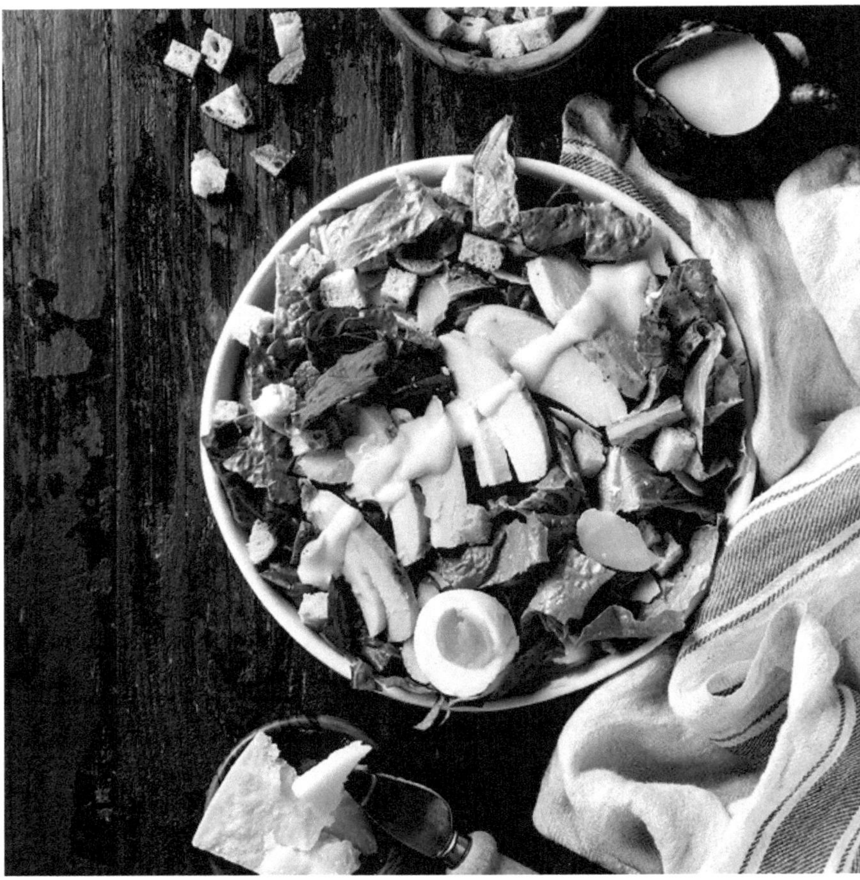

Leichter Kopfsalat mit Ei

Portionen: 2

Zutaten

- 1 Kopfsalat
- 500 g Schweinefleisch
- 3 Esslöffel Croutons
- 2 hartgekochte Eier

Zubereitung

Zunächst den Kopfsalat waschen, putzen und grob hacken. Danach das Fleisch in Streifen schneiden und in einer Pfanne goldbraun braten. Eier schälen und halbieren. Den Salat anrichten und genießen.

- Etwas Olivenöl

Tag 1 – Abendessen

Ofen-Lachs

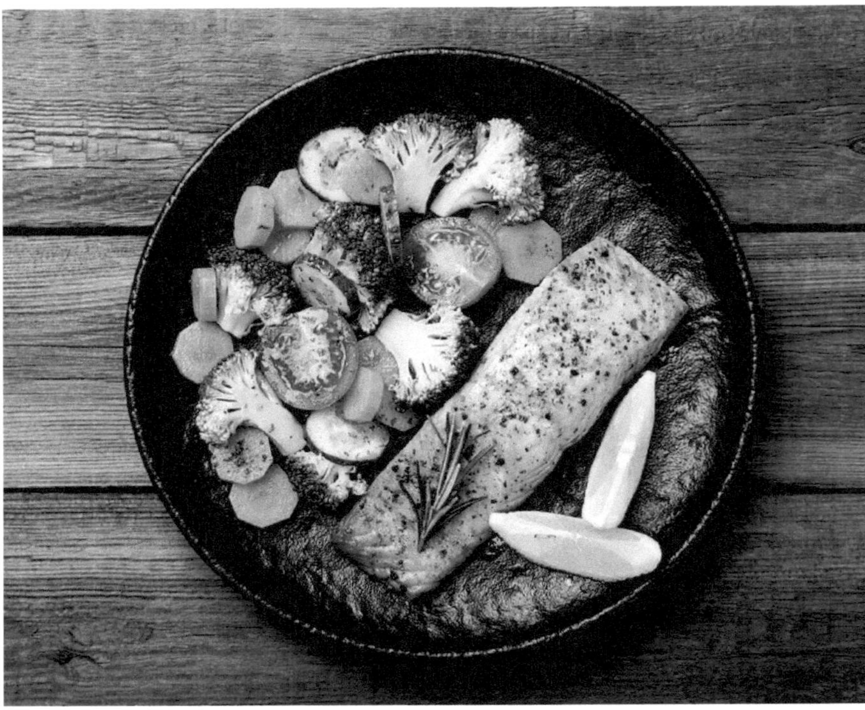

Portionen: 2

Zutaten

- 500 Gramm Lachs
- 2 Möhren
- 1 Handvoll Brokkoli Röschen
- 6 Cherry Tomaten
- Saft einer Zitrone
- Salz und Pfeffer
- Oliven- oder Pflanzenöl

Zubereitung

Zunächst den Backofen auf 200 Grad vorheizen. Möhren schälen und in Scheiben schneiden. Brokkoli waschen und putzen. Die Cherry Tomaten waschen und halbieren. Alle Zutaten auf ein Backblech legen. Anschließend kräftig würzen, mit Öl beträufeln und verteilen. Das Ganze ca. 30 Minuten backen.

Tag 2 – Frühstück

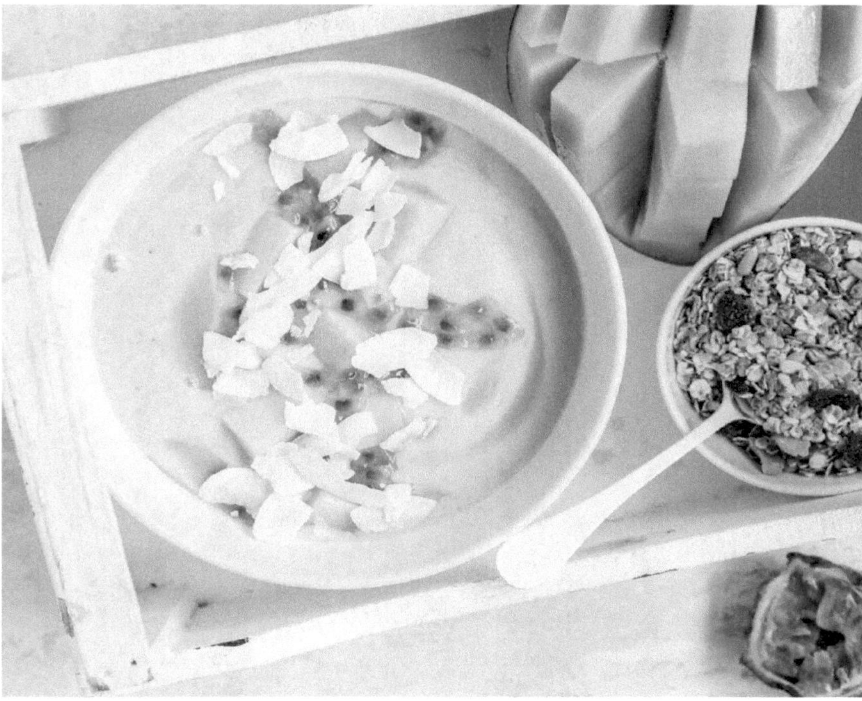

Früchte-Bowl mit Joghurt

Portionen: 1

Zutaten

- 2 Mangos
- 1 Birne
- 1 Apfel
- 10 EL Naturjoghurt
- 150 ml Milch

Zubereitung

Zuerst die Mangos schälen und das Fruchtfleisch vom Kern entfernen. Die Birne und den Apfel waschen, entkernen und vierteln. Anschließend alle Zutaten in einen Mixer geben und pürieren. Zum Schluss den Smoothie in die Bowl füllen und genießen.

Tag 2 – Mittag

Grüner Salat mit Nudeln

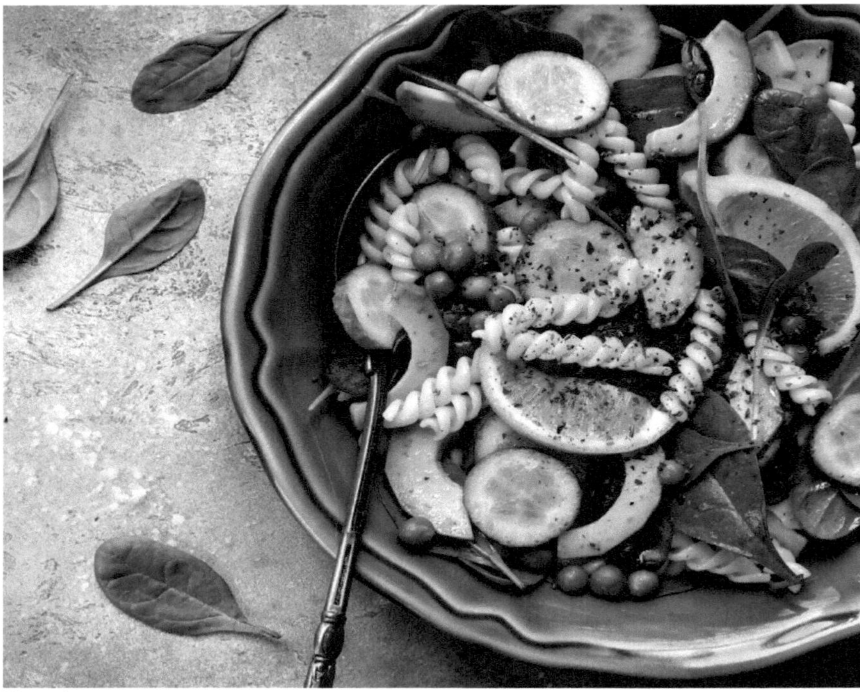

Portionen: 2

Zutaten

- 200 g Nudeln
- 1/2 Salatgurke
- 1 Handvoll Erbsen
- 100 g Babyspinat
- 100 g Feldsalat
- Öl
- Salz und Pfeffer

Zubereitung

Zuerst die Nudeln in Salzwasser bissfest kochen und komplett abkühlen lassen. Die Gurke waschen und in Scheiben schneiden. Babyspinat und Feldsalat ebenfalls waschen. Zum Schluss alle Zutaten in eine Schüssel geben, umrühren und genießen.

Tag 2 – Abendessen

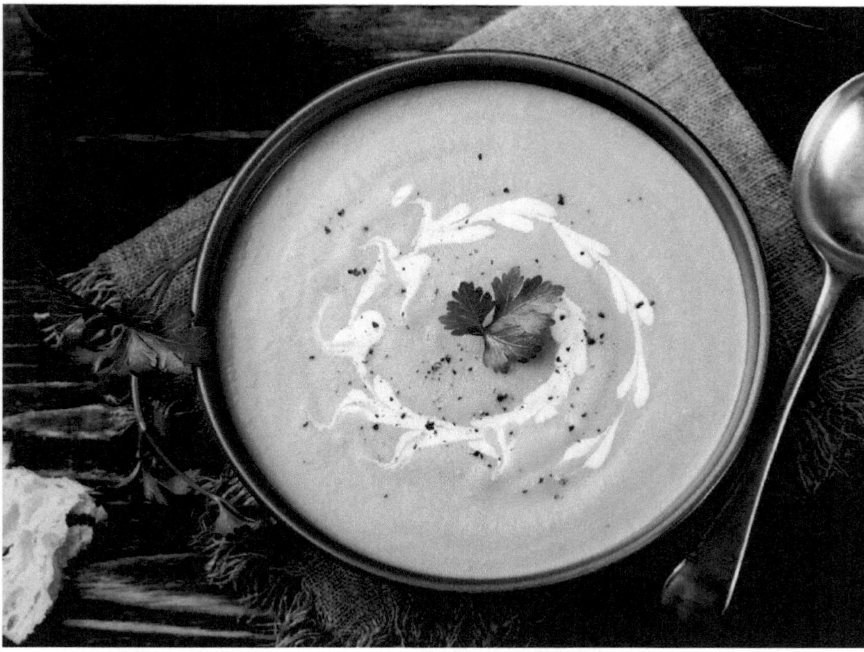

Möhren-Birnen-Suppe

Portionen: 2

Zutaten

- 5 Karotten
- 2 Kartoffeln
- 2 Birnen
- 1 Zwiebel
- 1,5 Liter Gemüsebrühe
- 2 EL Crème fraîche
- Salz und Pfeffer
- Öl zum Braten

Zubereitung

Als Erstes die Karotten schälen, waschen und grob würfeln. Danach die Zwiebel schälen und halbieren. Anschließend die Birne waschen, entkernen und vierteln. Nun etwas Öl in einem Topf erhitzen, Karotten und Zwiebel scharf anbraten. Anschließend mit Gemüsebrühe ablöschen und für 35 Minuten köcheln lassen. Den Topf von der Herdplatte nehmen und alles pürieren. Danach anrichten und Crème fraîche hinzufügen.

Tag 3 – Frühstück

Würziges Pilz-Omelette

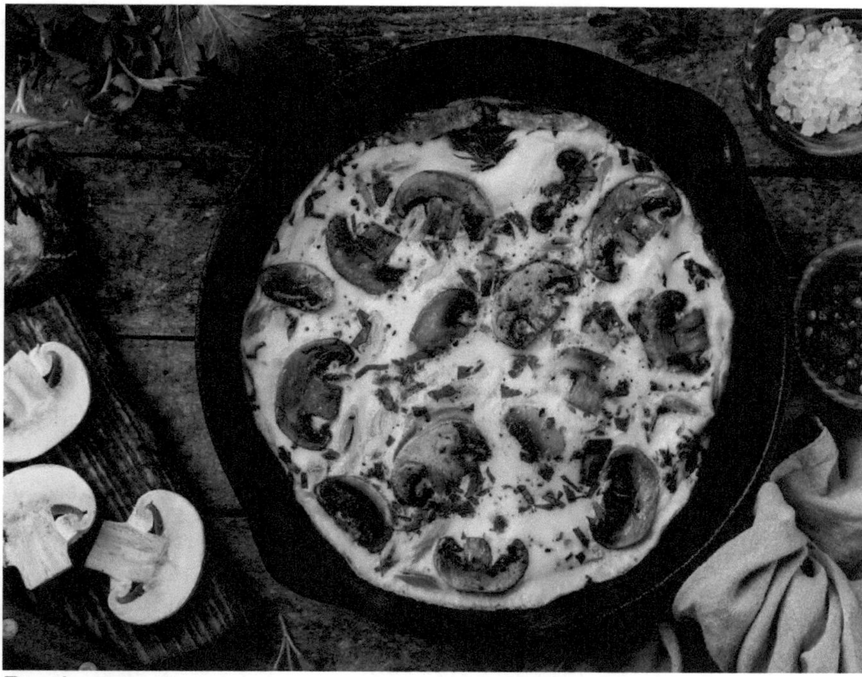

Portionen: 2

Zutaten

- 6 Eier
- 10 braune Champignons
- 1 Schalotte
- 1 Schuss Milch
- gehackte Petersilie
- Salz und Pfeffer
- Butter

Zubereitung

Zunächst die Eier in eine Schüssel aufschlagen, Petersilie dazu geben, würzen und verquirlen. Die Schalotte schälen und würfeln. Die Pilze putzen und in feine Scheiben schneiden. In einer Pfanne etwas Butter erhitzen, die Eiermasse dazugeben und gleichmäßig verteilen. Danach zügig die Pilze in die Eiermasse geben. Das Ganze, auf mittlerer Stufe, für einige Minuten braten und stocken lassen.

Tag 3 – Mittag

Nudeleintopf

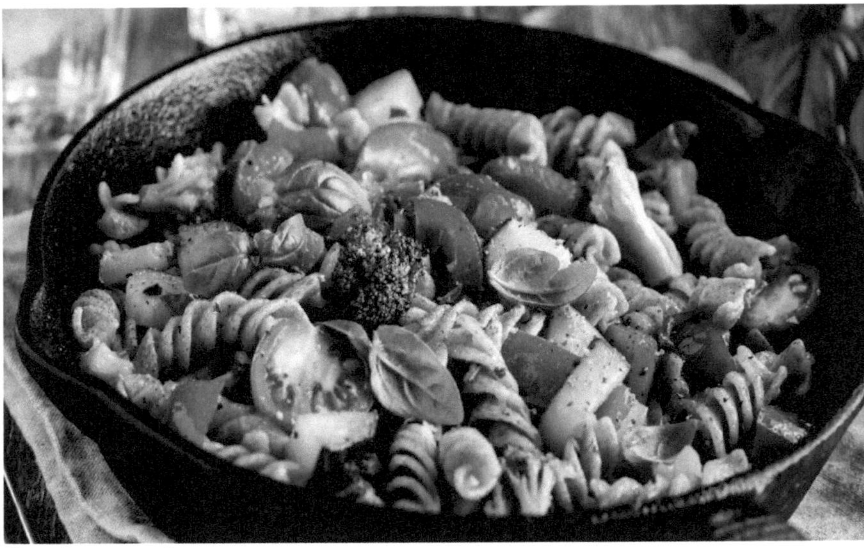

Portionen: 2

Zutaten

- 1 Packung Nudeln nach Wahl
- 1 Handvoll Brokkoliröschen
- 1 rote Paprikaschote
- 2 Fleischtomaten
- Salz und Pfeffer
- Pflanzenöl

Zubereitung

Zuerst den Brokkoli waschen und putzen. Nudeln und Brokkoli in Salzwasser kochen und erstmal beiseite stellen. Danach die Tomaten waschen, vom Strunk entfernen und in große Stücke schneiden. Die Paprikaschote ebenfalls waschen, entkernen und in mundgerechte Stücke schneiden. In einer großen Pfanne etwas Öl erhitzen. Brokkoli und Paprika zuerst dazugeben und braten. Nun die restlichen Zutaten dazu geben und auf mittlerer Hitze, für etwa 30 Minuten braten. Zum Schluss abschmecken und genießen.

Tag 3 – Abendessen

Rote-Beete-Suppe mit Crème fraîche

Portionen: 2

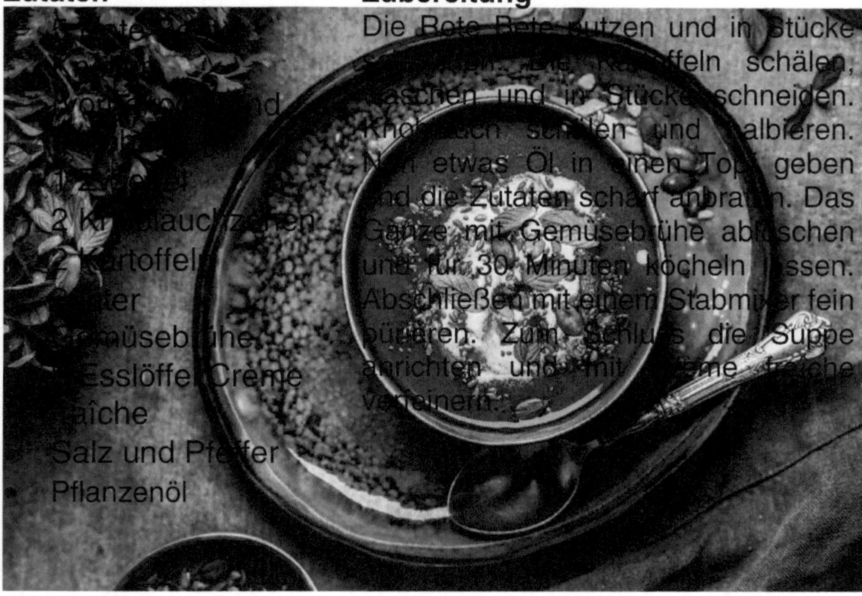

Zutaten

- [illegible]te [illegible]
- [illegible]
- [illegible]d
- [illegible]
- 1 Z[illegible]el
- 2 Knoblauchzehen
- 2 Kartoffeln
- [illegible]ter Gemüsebrühe
- [illegible] Esslöffel Crème fraîche
- Salz und Pfeffer
- Pflanzenöl

Zubereitung

Die Rote Bete putzen und in Stücke schneiden. Die Kartoffeln schälen, waschen und in Stücke schneiden. Knoblauch schälen und halbieren. Nun etwas Öl in einen Topf geben und die Zutaten scharf anbraten. Das Ganze mit Gemüsebrühe ablöschen und für 30 Minuten köcheln lassen. Abschließen mit einem Stabmixer fein pürieren. Zum Schluss die Suppe anrichten und mit Crème fraîche verfeinern.

Tag 4 – Frühstück

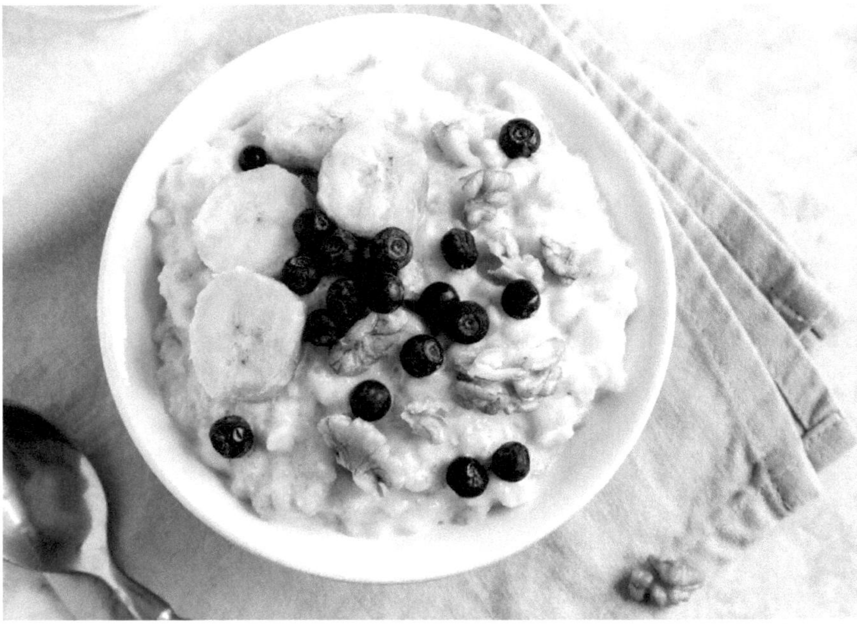

Zimt-Porridge

Portionen: 2

Zutaten

- 5 gehäufte Esslöffel Haferflocken (zart)
- 500 Milliliter Milch
- 1 Banane
- 1 TL Zimt
- 125 Gramm Heidelbeeren
- 1 Handvoll grob gehackte
- Walnüsse

Zubereitung

Zuerst die Milch und Zimt in einen Topf geben und langsam zum Kochen bringen. Die Haferflocken dazugeben und umrühren. Nun den Herd ausschalten und das Porridge solange umrühren, bis die richtige Konsistenz entstanden ist. In der Zwischenzeit die Banane schälen und in Scheiben schneiden. Heidelbeeren verlesen und waschen. Zum Schluss das Porridge in Bowls füllen, Banane, Heidelbeeren und Walnüsse dazugeben.

Tag 4 – Mittag

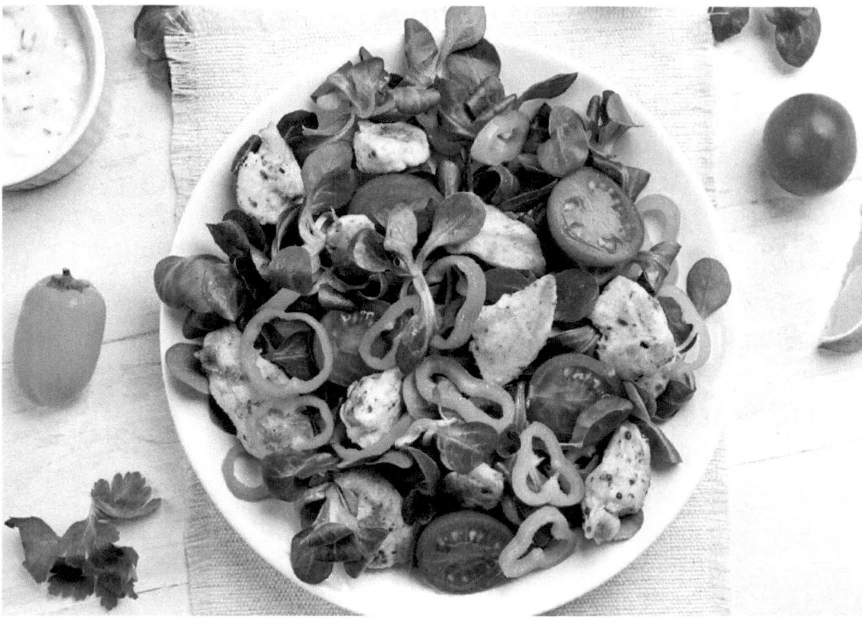

Süßer Paprikasalat

Portionen: 2

Zutaten

- 200 g Feldsalat
- 100 Gramm Babyspinat
- 300 Gramm Putenfleisch
- 5 Cherrytomaten
- 1 orange Mini-Paprikaschote
- 1 gelbe Mini-Paprikaschote
- Schuss Olivenöl
- 2 EL Honig
- Öl zum Braten
- Saft einer Zitrone

Zubereitung

Zunächst Feldsalat und Babyspinat waschen und putzen. Putenfleisch in Stücke schneiden und in einer Pfanne goldbraun anbraten. Danach die Paprikaschoten waschen, entkernen und in Ringe schneiden. Tomaten ebenfalls waschen und halbieren Olivenöl, Salz, Honig, Pfeffer und Zitronensaft vorab verrühren. Zum Schluss alle Zutaten in eine Salatschüssel geben, mit dem Dressing beträufeln und genießen.

Tag 4 – Abendessen

Brokkoli-Lauch-Suppe

Portionen: 2

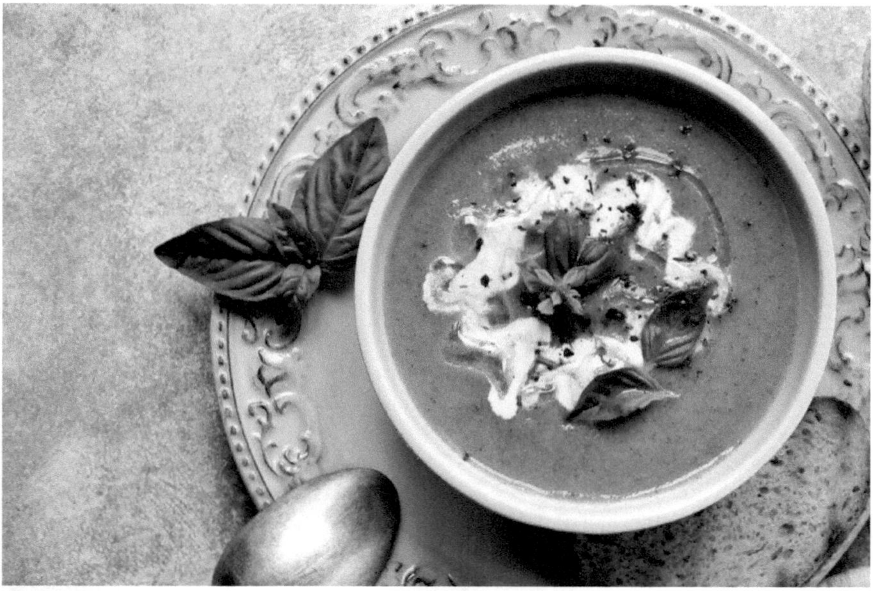

Zutaten

- 1 Brokkoli Kopf
- 2 Stangen Lauch
- 1 Zwiebel
- 3 Knoblauchzehen
- 2 Liter Gemüsebrühe
- 2 Esslöffel Saure Sahne
- Salz und Pfeffer
- Öl zum Braten

Zubereitung

Als Erstes den Brokkoli in Röschen schneiden. Den Lauch putzen, waschen und in grobe Stücke schneiden. Nun die Zwiebel schälen und ebenfalls vierteln. Danach die Knoblauchzehen schälen und halbieren. In einen Topf etwas Öl erhitzen und alle Zutaten scharf anbraten. Mit Brühe ablöschen und für etwa 25 Minuten köcheln lassen. Anschließend alles fein pürieren. Zum Schluss Saure Sahne unterrühren und servieren.

Tag 5 – Frühstück

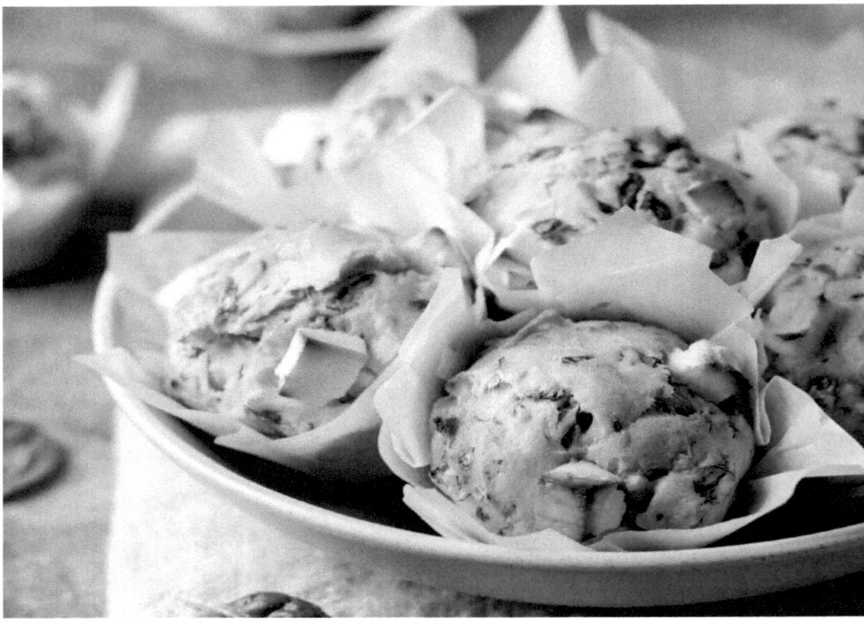

Frühstücks-Muffins

Portionen: 6

Zutaten

- 130 Gramm Mehl
- 120 Gramm TK-Blattspinat (aufgetaut)
- 100 Gramm Hirtenkäse
- 1 Teelöffel Backpulver
- 1 Teelöffel Salz
- 1 Ei
- 125 ml Milch
- Salz und Pfeffer

Zubereitung

Als Erstes den Backofen auf 180 Grad vorheizen. Ein Muffinblech mit Papierförmchen auslegen. Eier, Milch in eine Schüssel geben und gründlich verquirlen. Spinat dazugeben, würzen und erneut umrühren. Hirtenkäse in Würfel schneiden. Anschließend Mehl und Backpulver zur Eiermasse geben und vorsichtig verrühren. Nun den Fetakäse dazugeben. Zum Schluss den Teig in die Förmchen füllen, für etwa 30 Minuten backen und genießen.

Tag 5 – Mittag

Warme Spinat-Waffeln

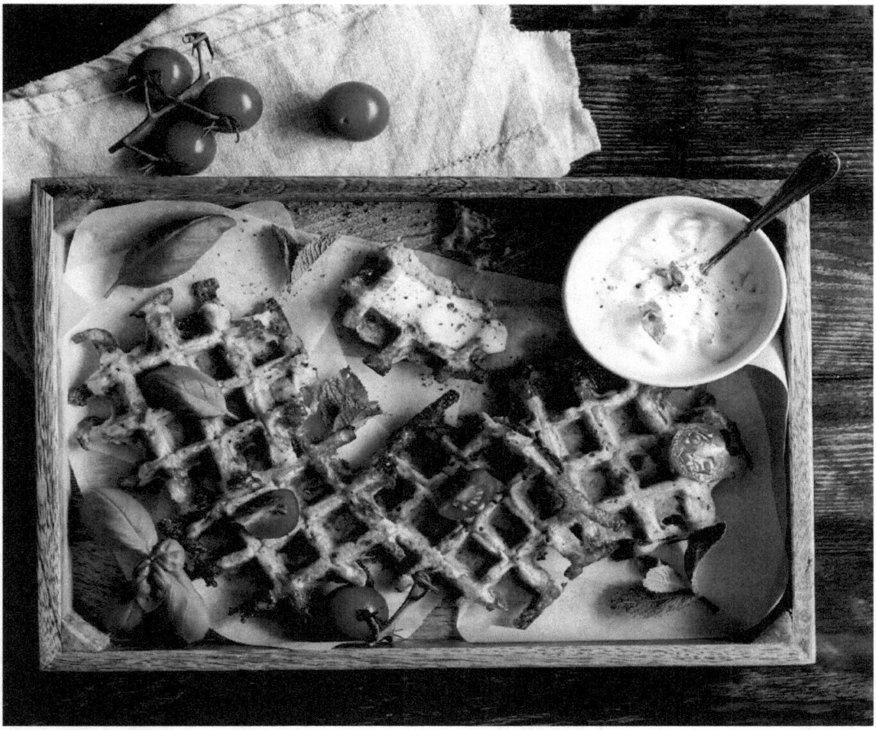

Portionen: 2

Zutaten

- 300 Gramm Kartoffeln
- 150 Gramm TK-Spinat
- 1 Karotte
- 4 Esslöffel geriebener Mozzarella
- 200 ml Milch
- 1 Ei
- Salz und Pfeffer

Zubereitung

Als Erstes Kartoffeln und Karotten schälen und grob reiben. Nun den Spinat auswringen und würzen. Alle Zutaten nun in eine Schüssel geben, nochmals würzen und umrühren. Die Masse nun in eine Waffelform geben und goldbraun backen.

Tag 5 – Abendessen

Gefüllte Ofen-Tomaten

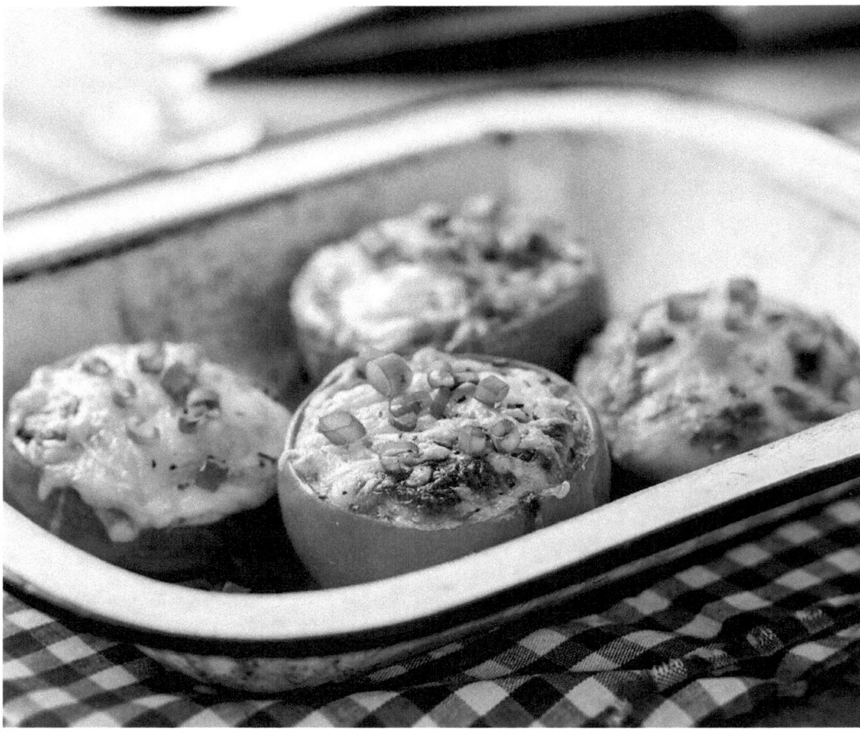

Portionen: 2

Zutaten

- 6 große Tomaten
- 200 Gramm Mozzarella
- 100 Gramm frischer Spinat
- Geriebener Emmentaler
- Salz und Pfeffer

Zubereitung

Zunächst den Backofen auf 200 Grad vorheizen. Tomaten waschen, die "Hütchen“ abschneiden und das Innenleben heraus löffeln. Mozzarella grob hacken, kräftig würzen und die Tomaten damit befüllen. Zum Schluss das Ganze für etwa 10-12 Minuten goldbraun backen.

Tag 6 – Frühstück

Avocado-Basilikum-Ei

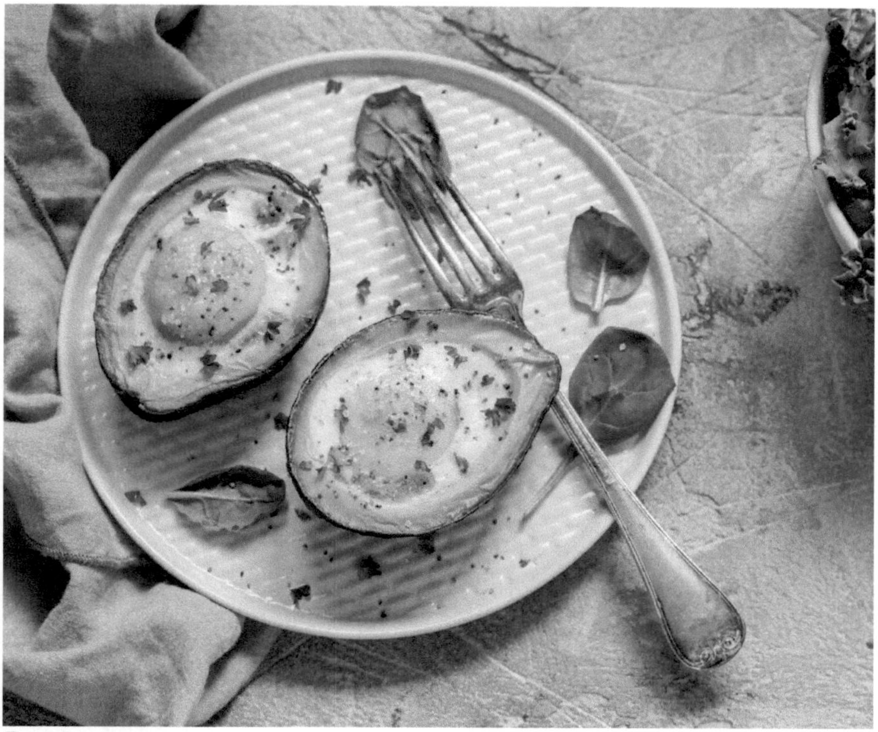

Portionen: 2

Zutaten

- 4 Avocados
- 8 Eier
- 2 TL getrocknetes Basilikum
- Salz und Pfeffer

Zubereitung

Zuerst den Backofen auf 200 Grad vorheizen. Die Avocados halbieren und vorsichtig entkernen. Nun das Ei vorsichtig in die Kuhle aufschlagen und kräftig würzen. Anschließend mit Basilikum bestreuen. Avocados in den Ofen geben und für etwa 15 Minuten backen.

Tag 6 – Mittag

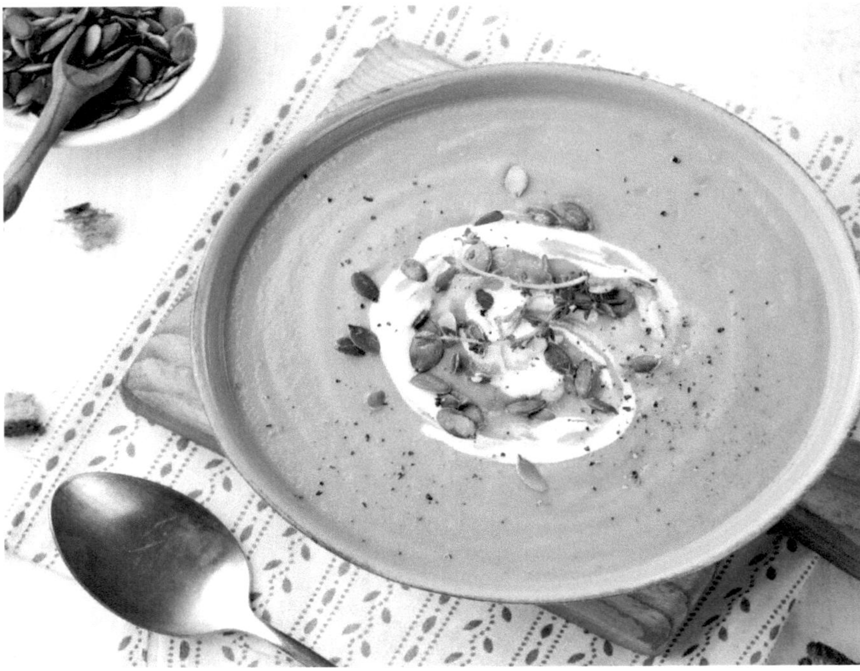

Cremige Kürbis-Birnen-Suppe

Portionen: 2

Zutaten

- 1 mittelgroßer Hokkaido Kürbis
- 5 Birnen
- 2 Liter Gemüsebrühe
- 2 Esslöffel Crème fraîche
- Salz und Pfeffer
- Öl zum Braten

Zubereitung

Als Erstes den Kürbis schälen, entkernen, waschen und in Stücke schneiden. Nun die Birnen waschen, entkernen und würfeln. Birnen und Kürbis in einen Topf geben. Danach mit Gemüsebrühe ablöschen und für 50 Minuten köcheln lassen. Das Ganze nun fein pürieren. Zum Schluss würzen, Creme fraiche dazugeben und genießen.

Tag 6 – Abendessen

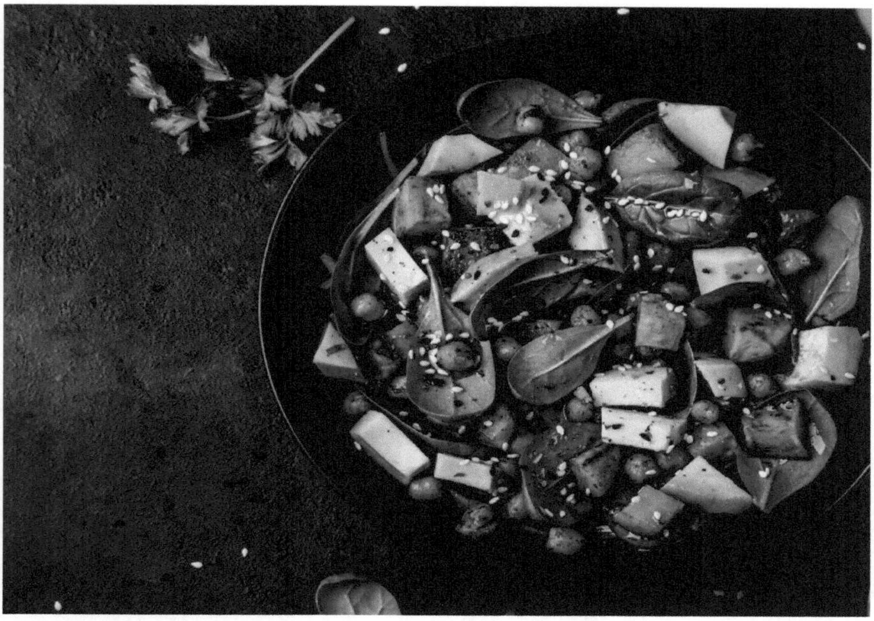

Kichererbsen-Spinat-Salat

Portionen: 2

Zutaten

- 250 Gramm frischer Babyspinat
- 2 Süßkartoffeln
- 2 Dosen Kichererbsen (vorgekocht)
- Olivenöl
- Saft aus 2 Zitronen
- Salz und Pfeffer

Zubereitung

Zuerst die Kichererbsen mehrmals waschen und abtropfen lassen. Danach in einer Pfanne rösten. Nun die Süßkartoffeln schälen und in Würfel schneiden. Süßkartoffeln auf ein Backblech geben, kräftig würzen, mit Olivenöl beträufeln und vermischen. Anschließend für 60 Minuten kross backen. In der Zwischenzeit den Babyspinat waschen und putzen. Zum Schluss alle Zutaten in eine Schüssel geben und genießen.

Tag 7 – Frühstück

Chia Pudding mit Banane

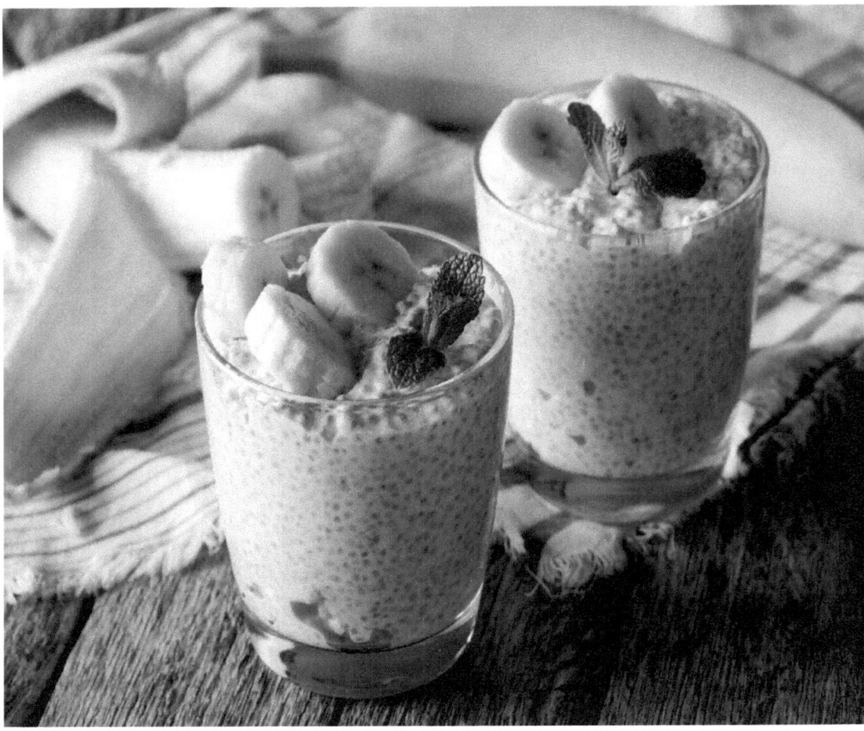

Portionen: 2

Zutaten

- 650 ml Hafermilch
- 5 Esslöffel Chia Samen
- 2 TL Honig
- 1 Banane

Zubereitung

Als Erstes Milch, Chia Samen und Honig in eine Schüssel geben und gründlich verrühren. Die Chia-Milch-Masse in Gläschen umfüllen und für 4 Stunden kühlen. Vor dem Frühstück die Banane in Scheiben schneiden und nach Belieben süßen.

Tag 7 – Mittag

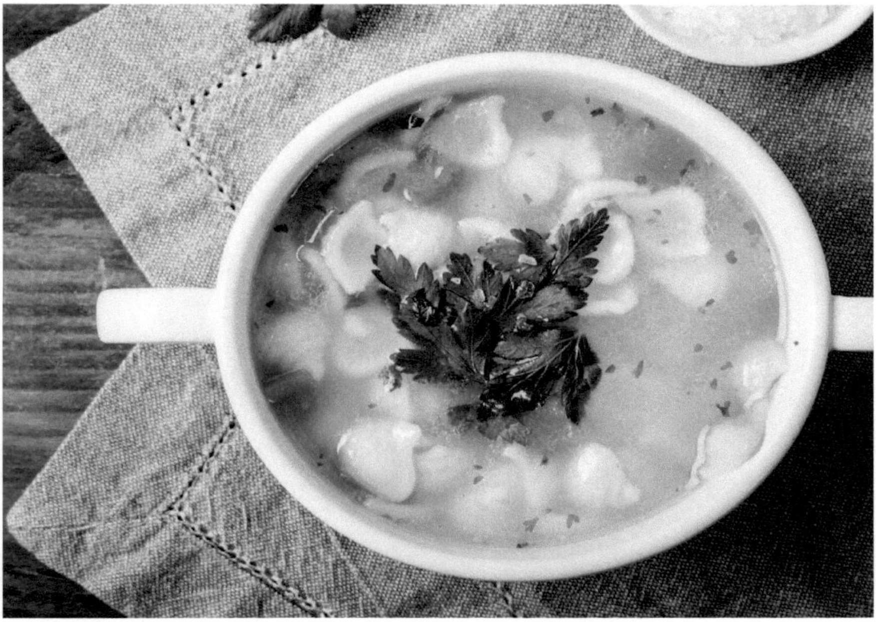

Pfälzer Hühnersuppe

Portionen: 2

Zutaten

- 400 Gramm Spiral- oder Muschelnudeln
- 3 Tassen TK-Suppengrün
- 1,5 Liter Hühnerbrühe
- 500 ml Wasser
- 500 ml Gemüsebrühe
- Salz und Pfeffer

Zubereitung

Alle Zutaten in einen großen Topf geben, würzen und für etwa 40 Minuten köcheln lassen. Zum Schluss abschmecken und genießen.

Tag 7 – Abendessen

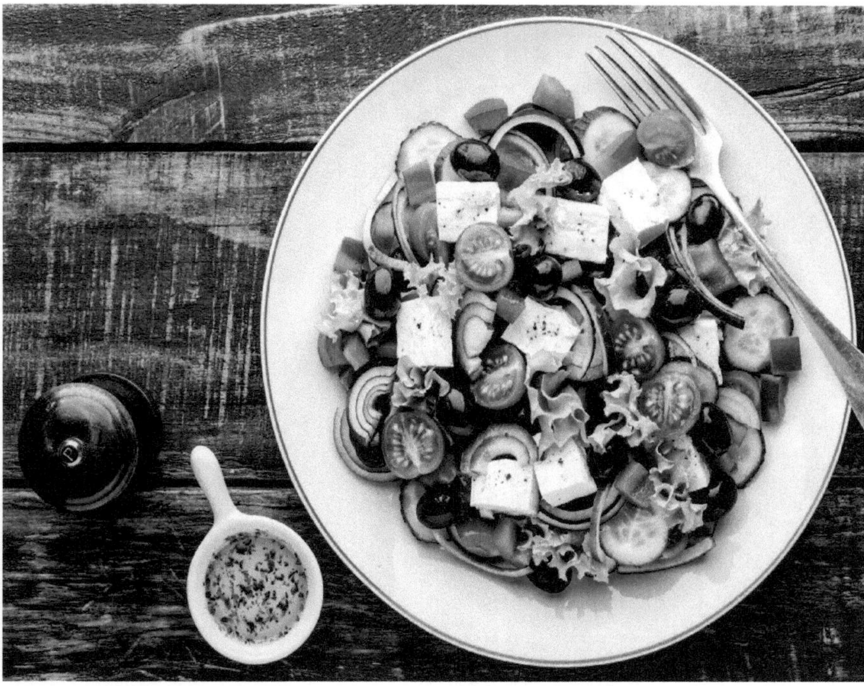

Sizilianischer Olivensalat

Portionen: 2

Zutaten

- 1 Römersalat
- 1 Packung Feta- oder Hirtenkäse
- 1 Handvoll schwarze Oliven (entkernt)
- 10 Cherrytomaten
- 1 Salatgurke
- Olivenöl
- Etwas gehackte

Zubereitung

Zuerst Römersalat waschen und fein hacken. Käse in Würfel schneiden. Nun die Tomaten waschen und halbieren. Die Salatgurke ebenfalls waschen, längs halbieren und in Scheiben schneiden. Alle Zutaten in eine große Salatschüssel geben, mit Olivenöl beträufeln und genießen.

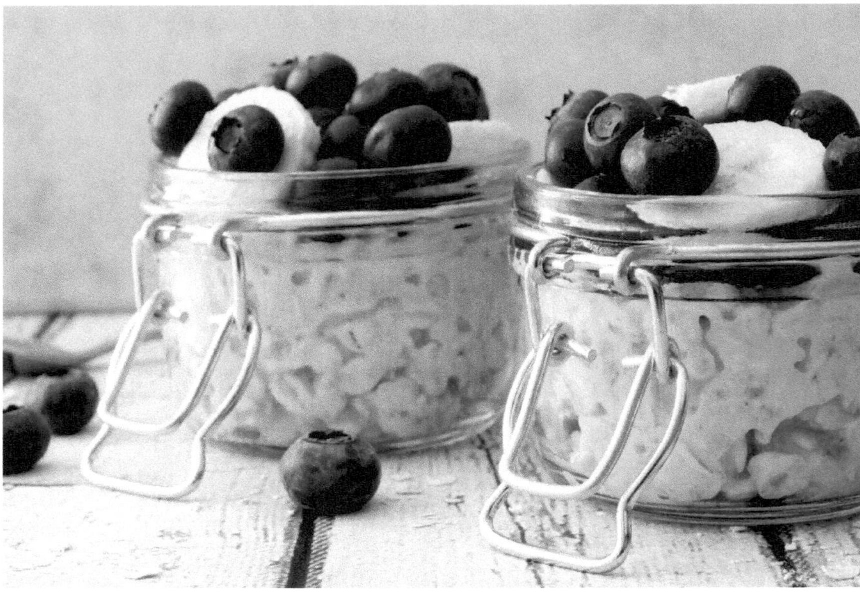

Petersilie
- Pfeffer

Tag 8 – Frühstück

Overnight Oats

Portionen: 1

Zutaten

- 7 EL zarte Haferflocken
- 2 TL Honig
- 250 ml Milch
- 5 Esslöffel Naturjoghurt
- 5 Esslöffel Quark
- Beeren
- 1 Banane

Zubereitung

Haferflocken, Milch, Honig und Joghurt in eine Schale geben und gründlich verrühren. Die Masse in ein Gefäß geben, gut verschließen und für mindestens 4 Stunden in den Kühlschrank geben. Vor dem Frühstück die Beeren waschen und die Banane in Scheiben schneiden.

Tag 8 – Mittag

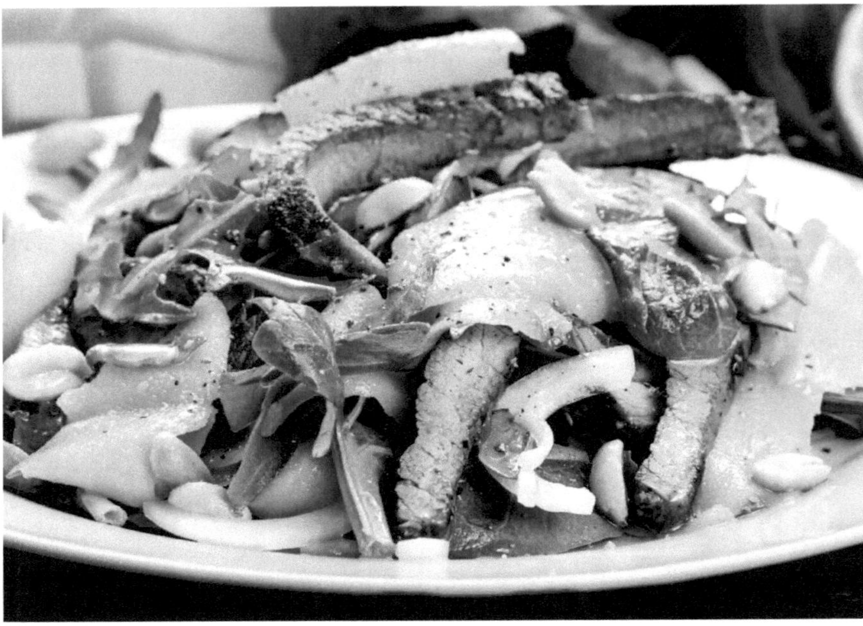

Fruchtiger Rinderfilet-Salat

Portionen: 2

Zutaten

- 1 Packung Rucola
- 2 Mangos
- 250 Gramm Rinderfilet oder Minutensteaks
- 1 Handvoll Erdnüsse
- Schuss Olivenöl
- 2 TL Honig
- 1 halbes Glas Wasser
- Pflanzenöl

Zubereitung

Zuerst das Rinderfilet in einer Pfanne braten und in Scheiben schneiden. Rucola waschen und gründlich putzen. Anschließend die Mangos schälen und das Fruchtfleisch würfeln. Die Erdnüsse für 10 Minuten im Ofen rösten. Zum Schluss alle Zutaten in eine Salatschüssel geben und umrühren.

- Salz und Pfeffer

Tag 8 – Abendessen

Ingwer-Basilikum-Suppe

Portionen: 2

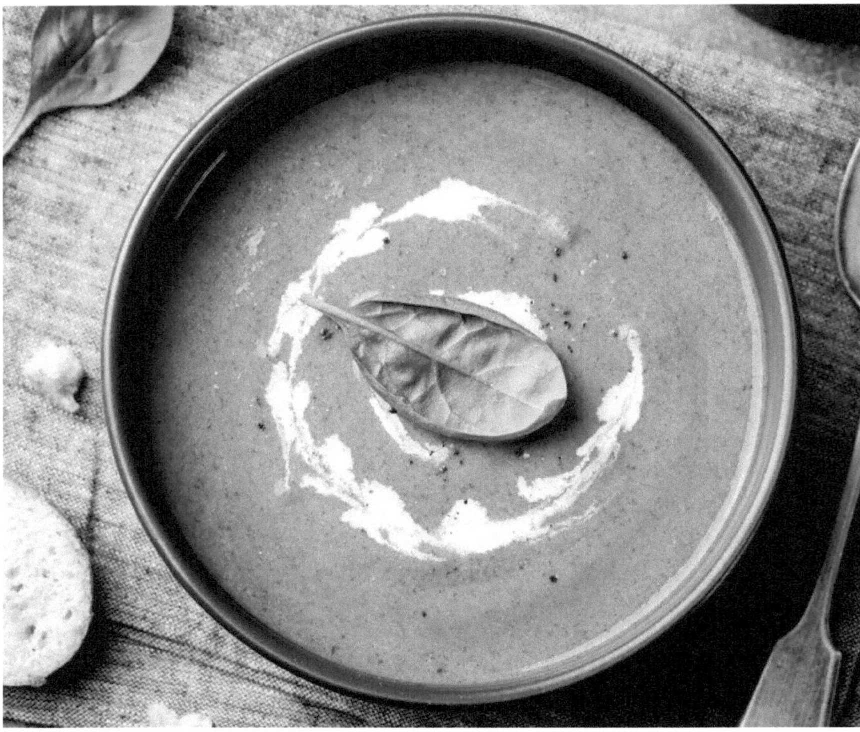

Zutaten

- 1 kg frischer Babyspinat
- 1 Bund frisches Basilikum
- 1,5 Liter Gemüsebrühe
- 1 Stück Ingwer
- 200 ml Schlagsahne
- Salz und Pfeffer

Zubereitung

Zuerst Babyspinat waschen und putzen. Basilikum waschen und trocken tupfen. Alle Zutaten in einen Topf geben, kurz anbraten und mit Gemüsebrühe ablöschen. Danach etwa 30 Minuten köcheln lassen. Zum Schluss fein pürieren, kräftig würzen und genießen.

Tag 9 – Frühstück

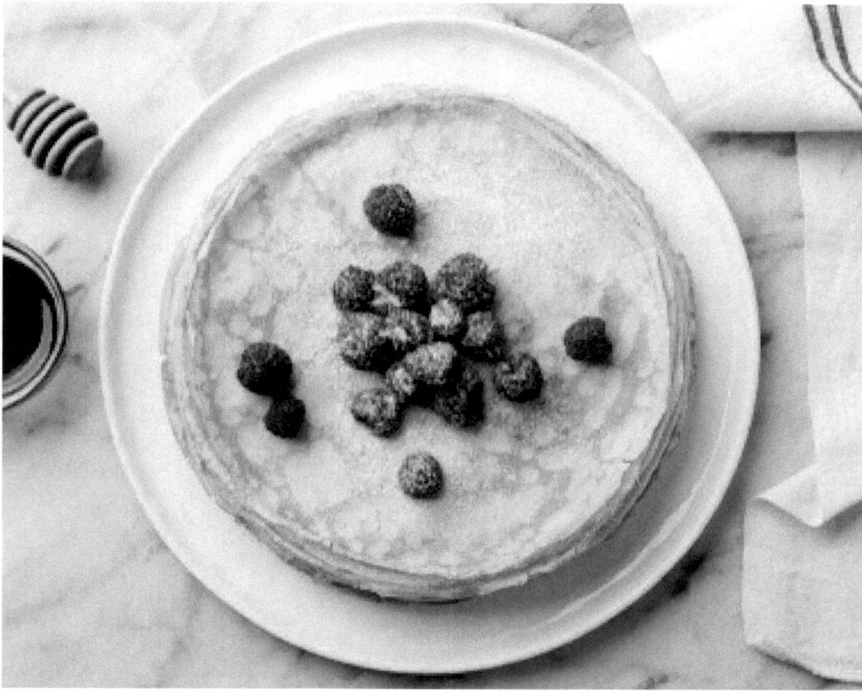

Pfannkuchen mit Banane

Portionen: 4

Zutaten

- 100 Gramm Mehl
- 2 Eier
- 1 Banane
- 200 ml Mandelmilch
- 0,5 Teelöffel Backpulver
- Prise Salz
- Butter oder Öl

Zubereitung

Zunächst die Banane schälen und mit einer Gabel gründlich zerdrücken. Danach die Eier verquirlen und zur Banane geben. Danach die restlichen Zutaten dazugeben und mit einem Handmixer zu einem glatten Teig verrühren. Zum Schluss die Eierkuchen nach und nach in der Pfanne backen.

Tag 9 – Mittag

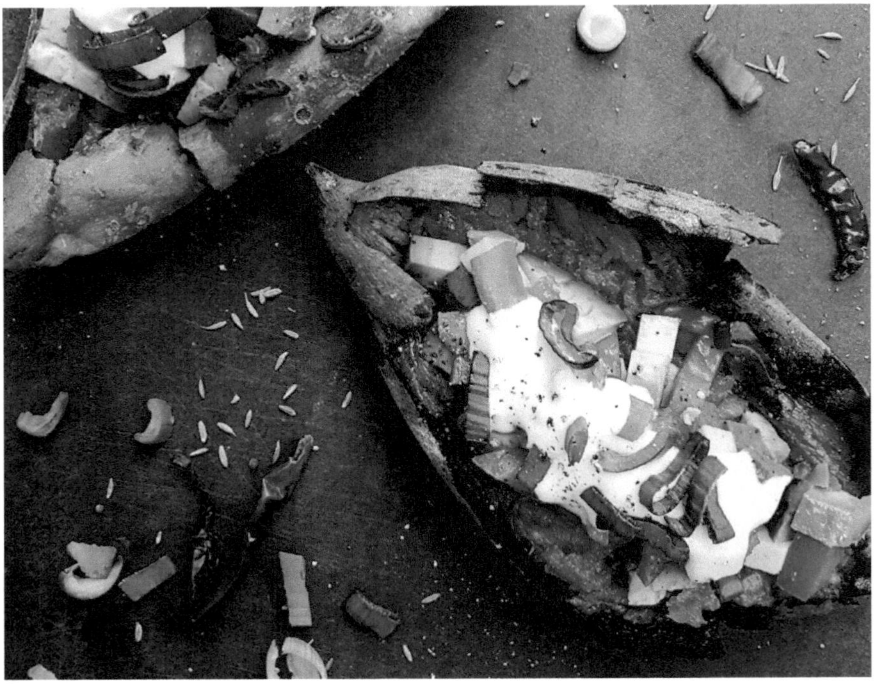

Gebackene Süßkartoffel mit Quarkcreme

Portionen: 2

Zutaten

- 4 Süßkartoffeln
- 200 Gramm Magerquark
- 200 Gramm Crème fraîche
- 2 TL gehackte Petersilie
- Salz und Pfeffer

Zubereitung

Zuerst den Backofen auf 220 Grad vorheizen. Die Süßkartoffeln waschen und mit einer Gabel mehrmals einstechen. Die Kartoffeln auf ein Backblech legen und für etwa 100 Minuten backen. Magerquark und Crème fraîche mit Petersilie und cremig rühren. Die Süßkartoffel aus dem Ofen nehmen und längs einschneiden. Zum Schluss würzen, Quarkcreme dazugeben und genießen.

Tag 9 – Abendessen

Spanischer Apfelsalat

Portionen: 2

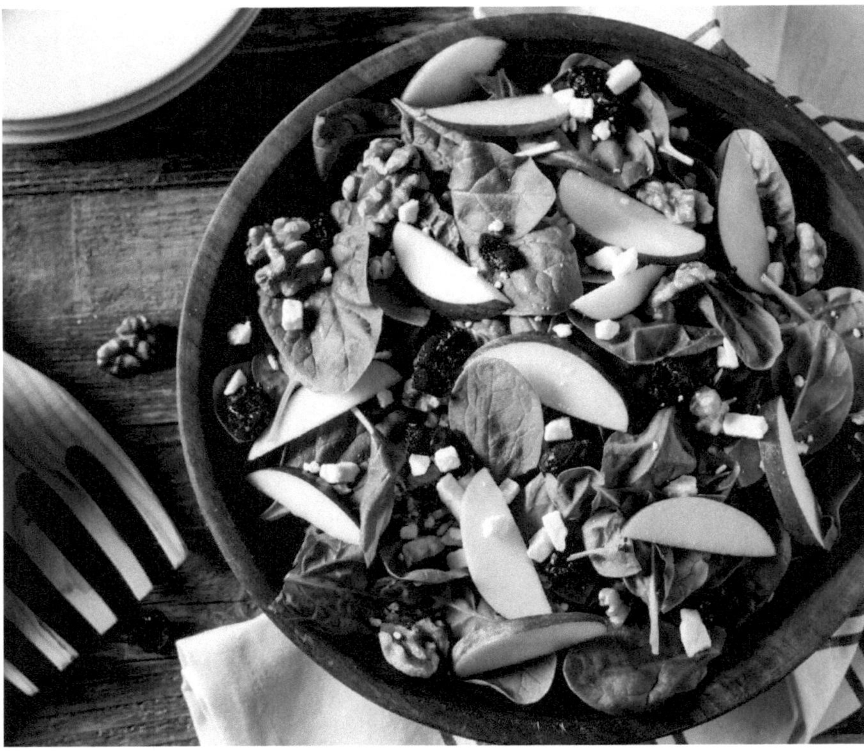

Zutaten

- 1 Kopfsalat
- 2 rote Äpfel
- 1 Handvoll getrocknete Cranberries
- 1 Handvoll Walnüsse
- 1 Handvoll Macadamia Nüsse
- Olivenöl
- Pfeffer und Salz

Zubereitung

Als Erstes den Kopfsalat waschen und in Stücke schneiden. Die Äpfel waschen, entkernen und in dünne Scheiben schneiden. Die Walnüsse und Macadamia Nüsse grob hacken. Zum Schluss alle Zutaten in eine Schüssel geben, würzen, mit Olivenöl beträufeln und genießen.

Tag 10 – Frühstück

Schnelles Rührei (Klassische Art)

Portionen: 1

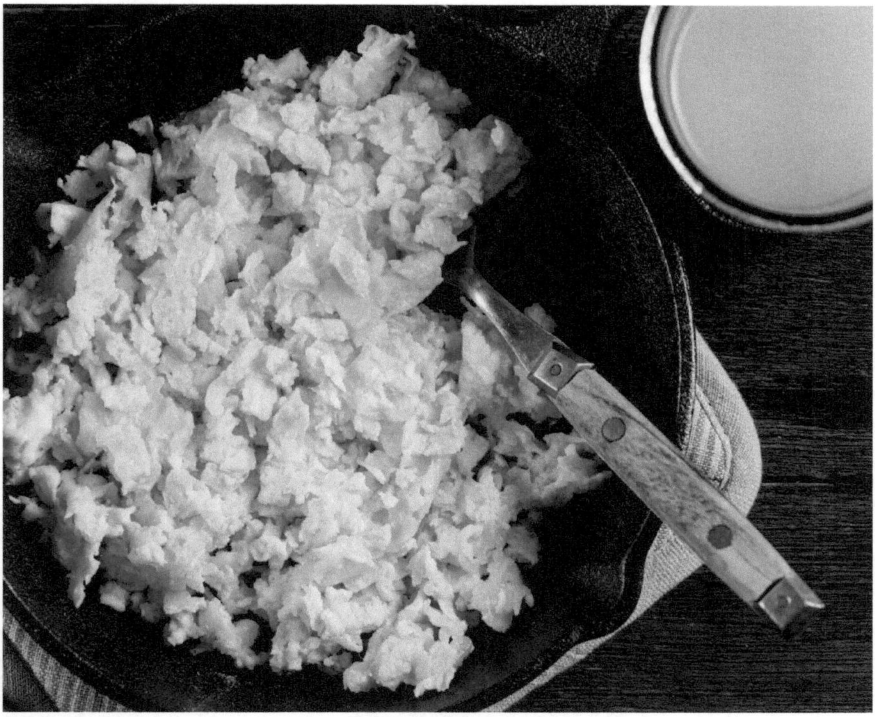

Zutaten

- 3 Eier
- Schuss Milch
- Schuss Öl
- Butter
- 2 Vollkorntoast
- Salz und Pfeffer

Zubereitung

Zunächst die Eier in eine Schüssel aufschlagen, mit Milch und Öl verquirlen und gut würzen. Danach zwei Esslöffel Butter in einer Pfanne zerlassen. Die Eiermasse sofort hineingeben und mit einem Holzlöffel ständig umrühren. Sobald sich alle Zutaten miteinander verbunden haben, wird die Pfanne von der Herdplatte genommen. Zum Schluss mit etwas Vollkorntoastbrot genießen.

Tag 10 – Mittag

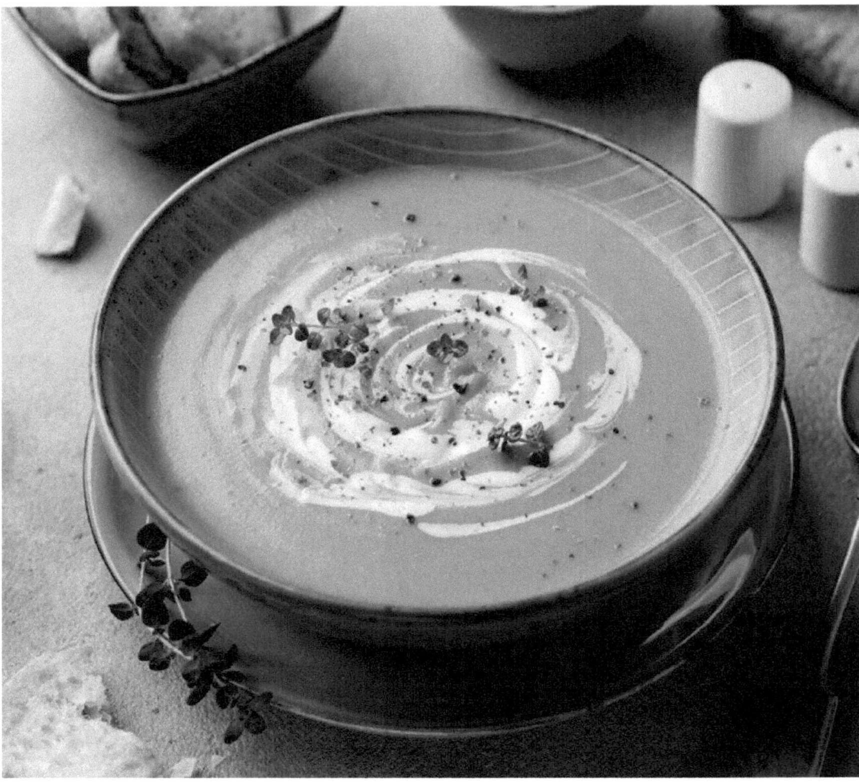

Karotten-Apfel-Suppe

Portionen: 2

Zutaten

- 1 Kg Karotten
- 3 rote Äpfel
- 2 Liter Gemüsebrühe
- Salz und Pfeffer
- Öl zum Braten

Zubereitung

Als Erstes Karotten schälen, waschen und grob würfeln. Die Äpfel waschen, entkernen und würfeln. Beide Zutaten in einen Topf geben und leicht anbraten. Danach mit Gemüsebrühe ablöschen und für 45 Minuten köcheln lassen. Die Suppe danach fein pürieren. Zum Schluss würzen und genießen.

Tag 10 – Abendessen

Sizilianisches Caprese

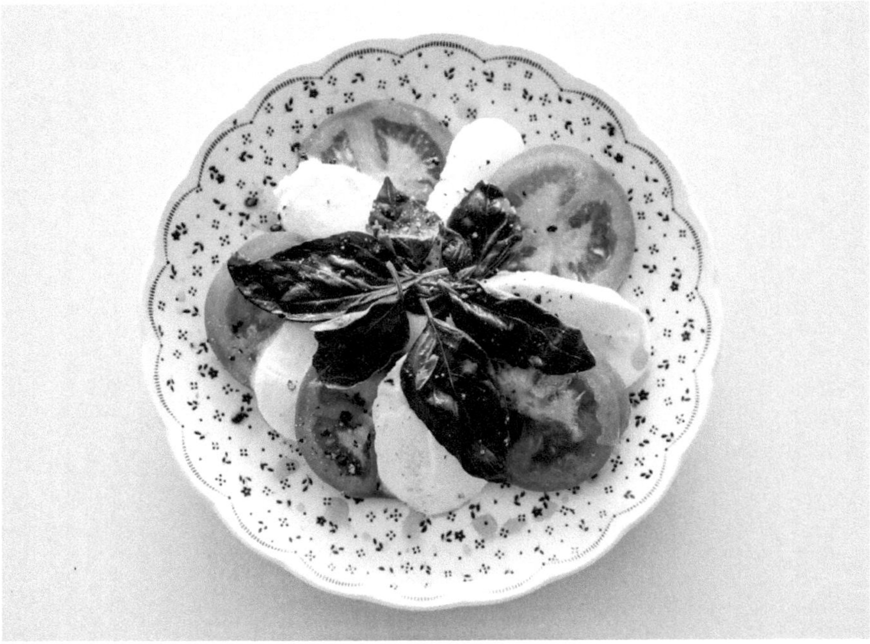

Portionen: 2

Zutaten

- 4 große Fleischtomaten
- 2 Packungen Büffel-Mozzarella
- Frisches Basilikum
- Scharfes Chili-Olivenöl
- Salz und Pfeffer

Zubereitung

Als Erstes Tomaten waschen, vom Strunk entfernen und in gleichmäßige Scheiben schneiden. Büffel-Mozzarella ebenfalls in schmale Scheiben schneiden. Basilikumblätter waschen und trocknen. Anschließend Tomate und Büffel- Mozzarella abwechselnd auf einem Teller platzieren. Zum Schluss würzen, mit Olivenöl beträufeln, Basilikum dazugeben und genießen.

Tag 11 – Frühstück

Guten Morgen Smoothie

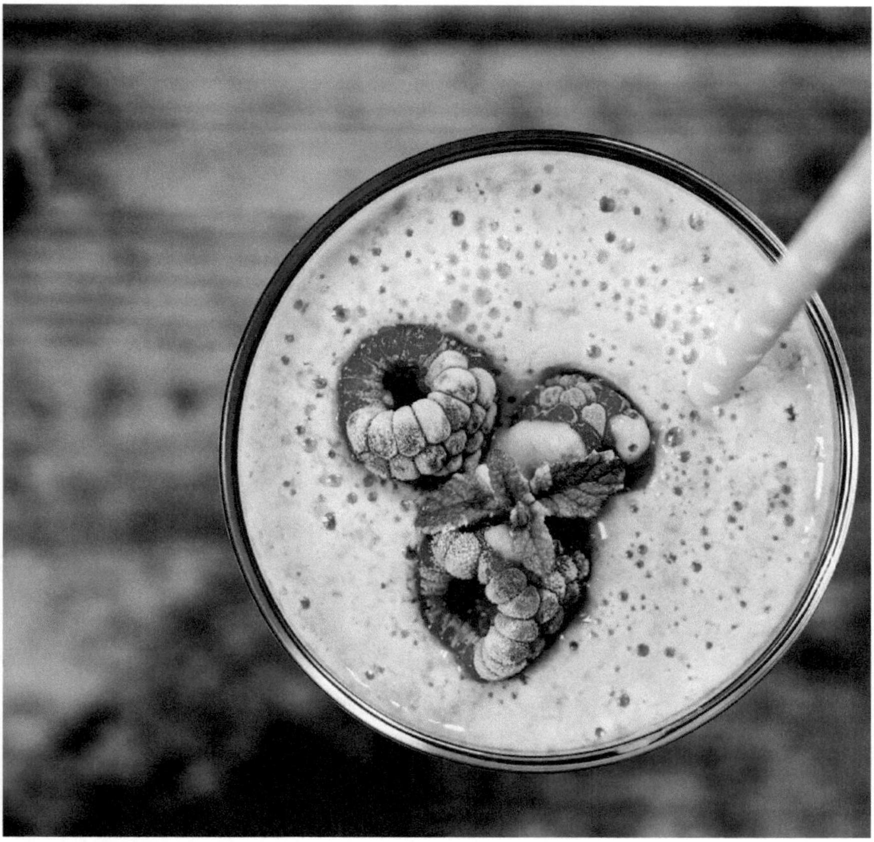

Portionen: 2

Zutaten

- 250 Gramm frische Himbeeren
- 1 Tasse TK-Beeren
- 10 Esslöffel Naturjoghurt
- 1 Banane
- 300 ml Hafermilch

Zubereitung

Als Erstes die Himbeeren verlesen und waschen. Die Banane schälen und halbieren. Anschließend alle Zutaten in einen Smoothie Mixer geben und fein pürieren. Zum Schluss den Smoothie in zwei Gläser füllen und genießen.

Tag 11 – Mittag

Mildes Pasta Arrabiata

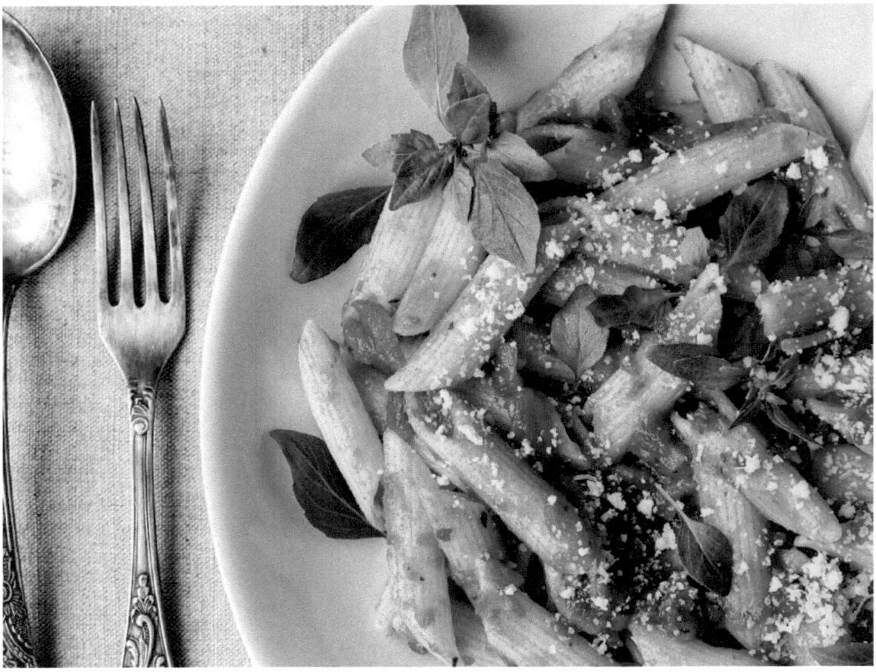

Portionen: 2

Zutaten

- 1 Packung Pasta
- 1 Tube Tomatenmark
- 5 frische Tomaten
- Basilikumblätter
- 1 Teelöffel Zucker
- Salz und Pfeffer
- Öl

Zubereitung

Als Erstes die Nudeln in Salzwasser kochen. Währenddessen die Fleischtomaten waschen und in kleine Würfel schneiden. Etwas Öl in einen Topf geben, Tomaten anbraten, Tomatenmark dazugeben und mit 4 Tassen Wasser ablöschen. Das Ganze für etwa 40 Minuten, auf leichter Flamme, köcheln lassen. Danach Zucker, Salz und Pfeffer dazugeben und für wenige Minuten köcheln lassen.

Tag 11 – Abendessen

Schnelle Tomatensuppe

Portionen: 2

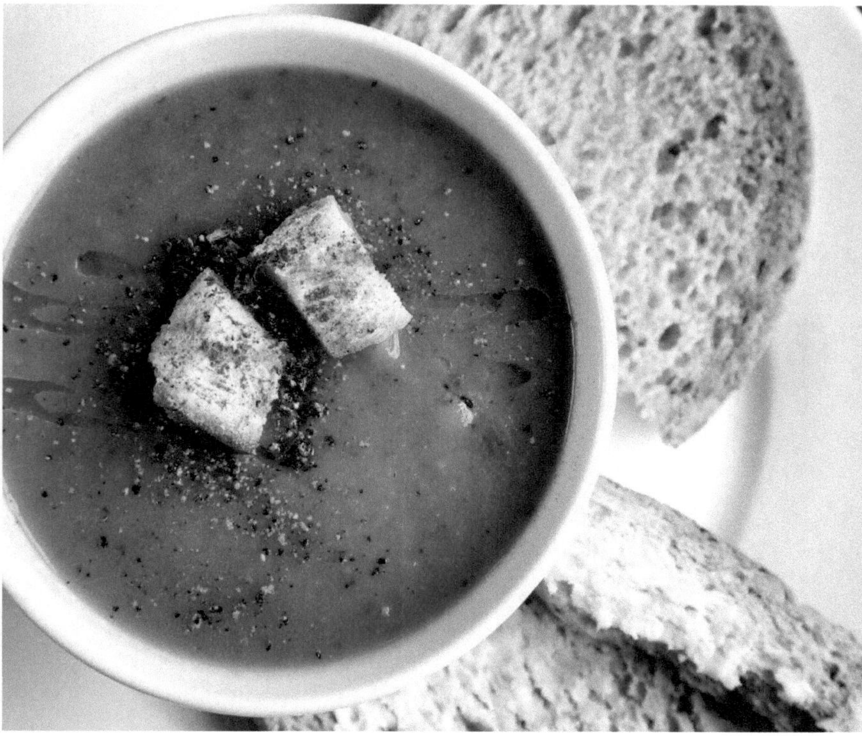

Zutaten

- 400 ml Tomatensauce
- 2 EL Ketchup
- 2 Tassen klare Gemüsebrühe
- 2 Teelöffel Zucker
- Salz und Pfeffer

Zubereitung

Als Erstes Tomatensauce in einen Topf geben, zum Kochen bringen. Danach würzen, Zucker dazugeben und für weitere 5 Minuten kochen. Das Ganze mit Brühe ablöschen und kurz aufkochen lassen. Die Tomatensuppe nochmal aufkochen und mit Ketchup abschmecken.

Tag 12 – Frühstück

Käse Omlette

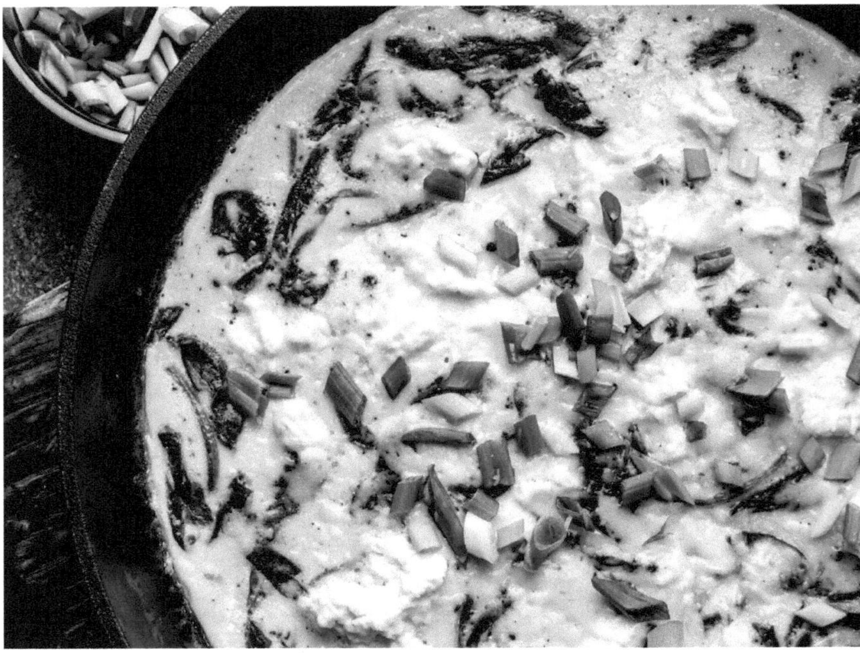

Portionen: 2

Zutaten

- 8 Eier
- 100 ml Milch
- 100 Gramm Babyspinat
- 100 Gramm Fetakäse
- 1 Packung Mozzarella
- Butter
- Salz und Pfeffer

Zubereitung

Zuerst den Spinat waschen und putzen. Eier in eine Schüssel schlagen, Milch dazugeben und gründlich verquirlen. Den Käse in grobe Stücke zerbröseln. Mozzarella klein hacken. Alle Zutaten nun miteinander vermengen, würzen und in einer Pfanne goldbraun backen.

Tag 12 – Mittag

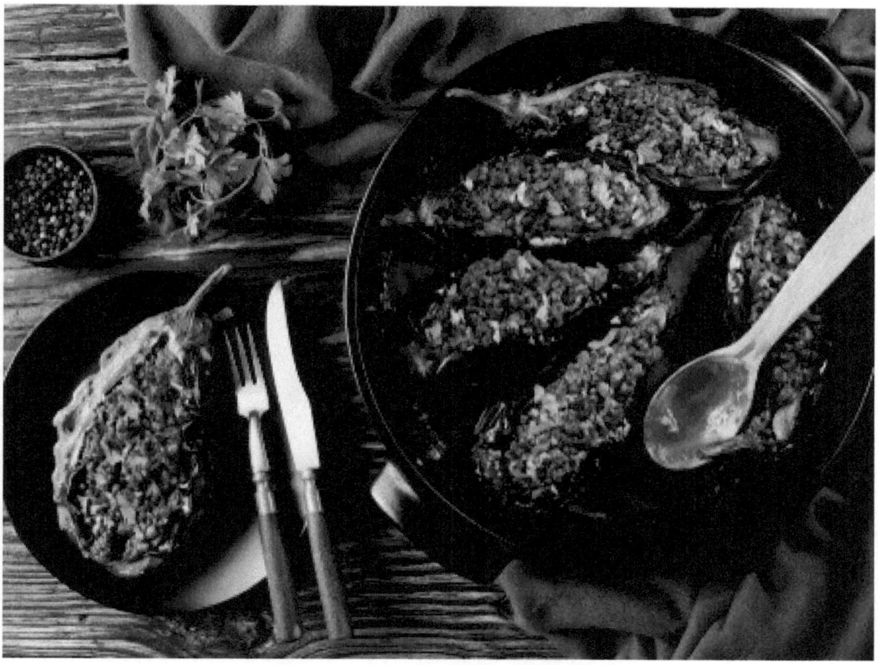

Ofen Aubergine

Portionen: 2

Zutaten

- 4 große Auberginen
- 1 Kilogramm gemischtes Hackfleisch
- 3 Dose gewürfelte Tomaten
- 100 ml passierte Tomaten
- Öl

Zubereitun

Den Ofen auf 200 Grad vorheizen. In einer Pfanne das Hackfleisch braten und würzen. Danach die Tomaten und die Tomatensauce dazu geben, würzen und für 25 Minuten köcheln lassen. Die Auberginen längs halbieren und das Innenleben grob heraus löffeln. Die Auberginen befüllen, auf ein Backblech platzieren und für 60 Minuten backen.

- Salz und Pfeffer

Tag 12 – Abendessen

Tomatensalat mit Wildlachs

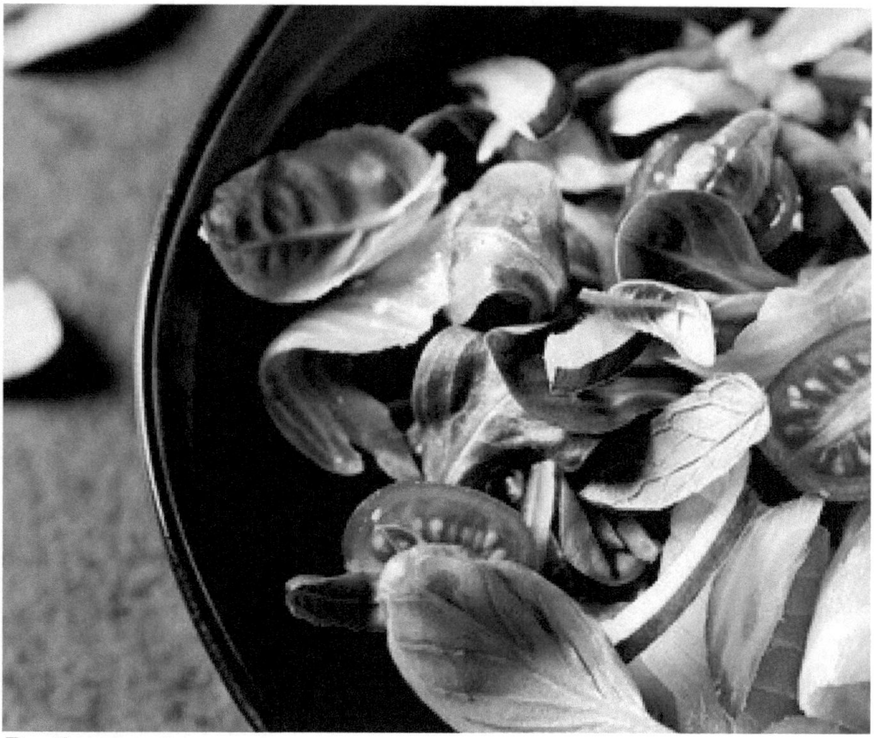

Portionen: 2

Zutaten

- 5 Romanaherzen
- 1 Packung Cherrytomaten
- 150 Gramm geräucherter Wildlachs
- 1 Schalotte
- Olivenöl
- Pfeffer

Zubereitung

Erstmal den Lachs in feine Streifen schneiden. Romanasalat waschen, vom Strunk entfernen und klein schneiden. Nun die Tomaten waschen und halbieren. Danach die Schalotte schälen und in Ringe schneiden. Zum Schluss alle Zutaten in eine Salatschüssel geben und genießen.

Tag 13 – Frühstück

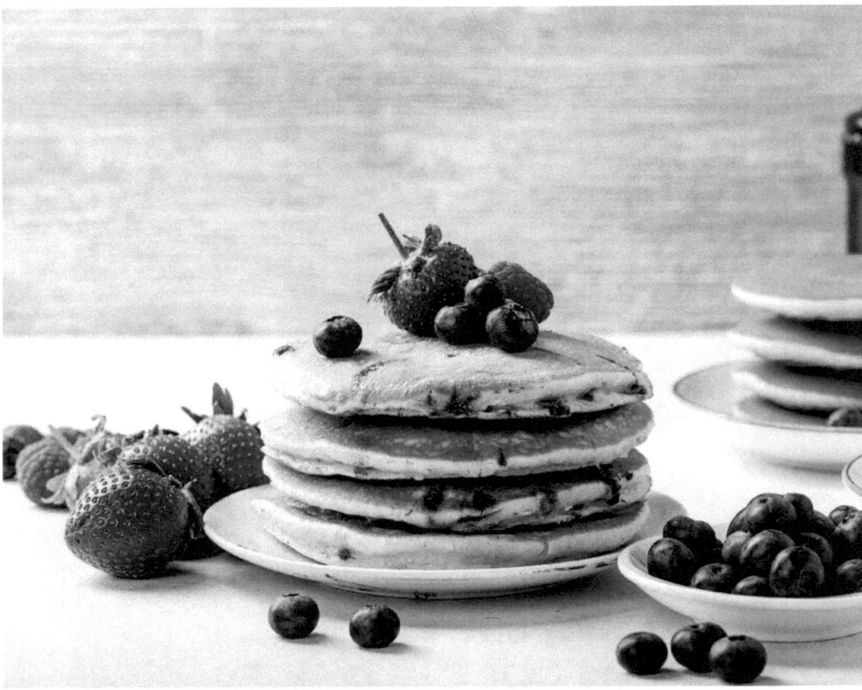

Amerikanische Pfannkuchen

Portionen: 2

Zutaten

- 200 Gramm Mehl
- 1,5 Teelöffel Backpulver
- 2 EL Agavendicksaft
- 3 Eier
- 150 ml Milch
- Beeren nach Wahl

Zubereitung

Als Erstes die Eier in eine Schüssel aufschlagen und verquirlen. Mehl und Backpulver dazugeben und immer weiterschlagen. Danach die Milch und Agavendicksaft hinzufügen und alles gut vermengen. Zum Schluss die Pfannkuchen in einer beschichteten Pfanne backen und nach Belieben garnieren.

Tag 13 – Mittag

Apfel-Birnen-Spinat-Smoothie

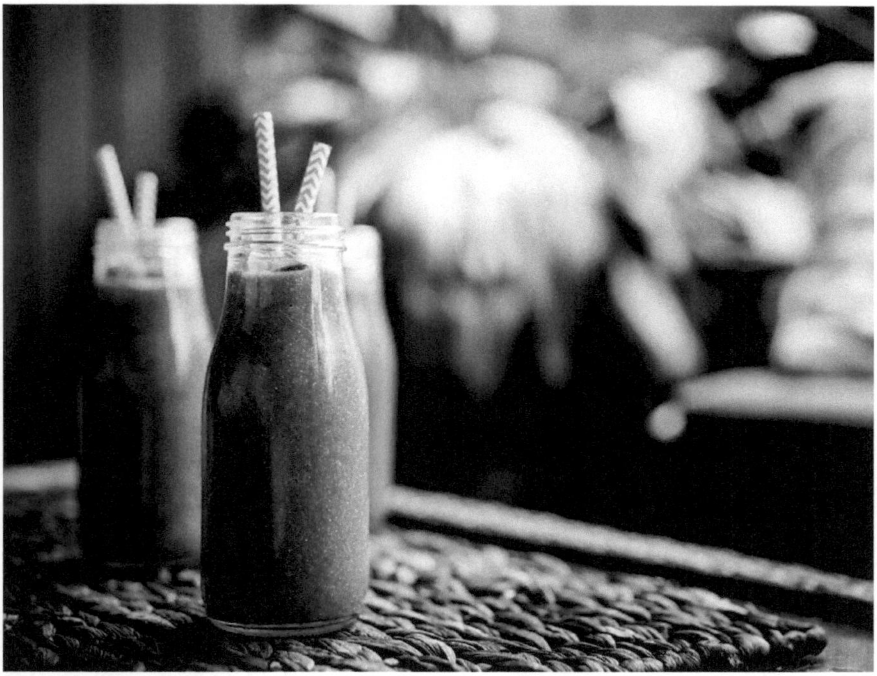

Portionen: 5

Zutaten

- 4 rote Äpfel
- 2 Bananen
- 2 Birnen
- 1 Handvoll Babyspinat
- 300ml kaltes Wasser
- Agavendicksaft

Zubereitung

Zuerst die Äpfel und die Birnen waschen, entkernen und grob würfeln. Die Bananen schälen und in Stücke schneiden. Nun den Spinat waschen. Alle Zutaten in einen Mixer geben und fein pürieren.

Tag 13 – Abendessen

Tomatensalat mit Pesto

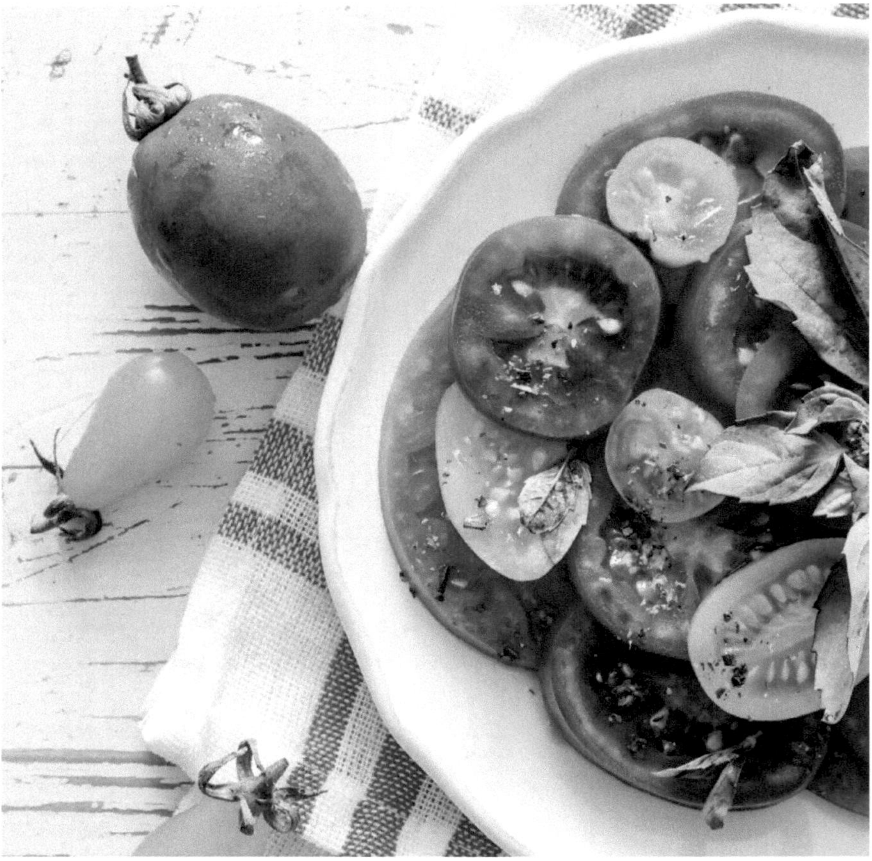

Portionen: 2

Zutaten

- 3 Fleischtomaten
- 5 gelbe Tomaten
- Olivenöl
- 2 TL Pestosauce
- Salz und Pfeffer

Zubereitung

Als Erstes die Tomaten waschen und vierteln. Danach die Tomaten auf Tellern platzieren. Anschließend würzen, mit Öl beträufeln und Pesto hinzufügen.

Tag 14 – Frühstück

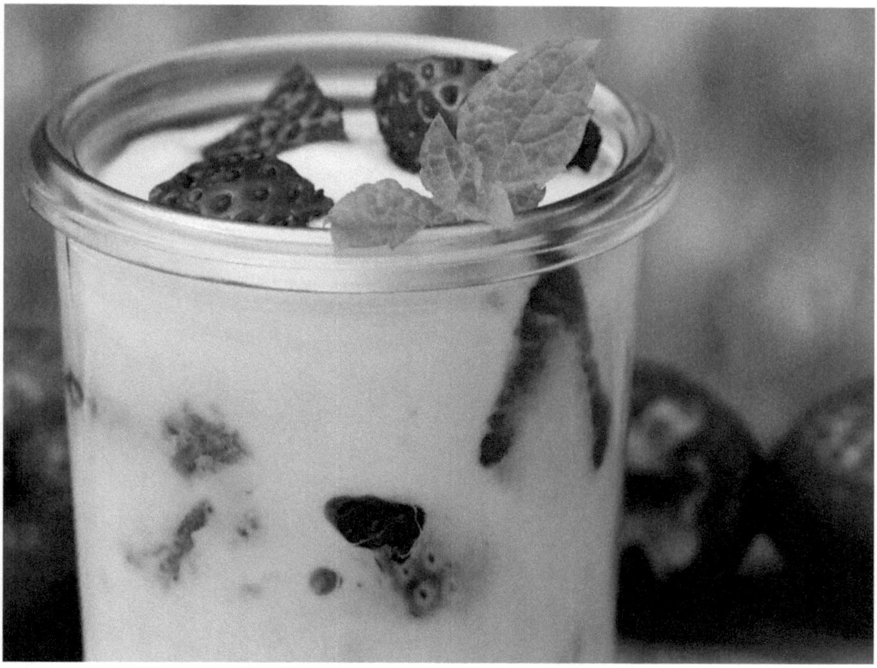

Erdbeer-Cherimoya-Quark

Portionen: 2

Zutaten

- 1 Cherimoya Frucht
- 200 Gramm Erdbeeren
- 1 Birne
- 500 Gramm Naturjoghurt
- 5 Erdbeeren zum Unterheben (optional)

Zubereitung

Zuerst die Erdbeeren waschen und halbieren. Die Birne waschen, entkernen und vierteln. Nun die Cherimoya halbieren, entkernen und das Fruchtfleisch herauslöffeln. Zum Schluss alle Zutaten in den Smoothie Mixer geben und cremig pürieren. Nach Belieben ein paar frische Erdbeeren unterheben.

- Schuss Honig

Tag 14 – Mittag

Kunterbunte Gemüse-Happen

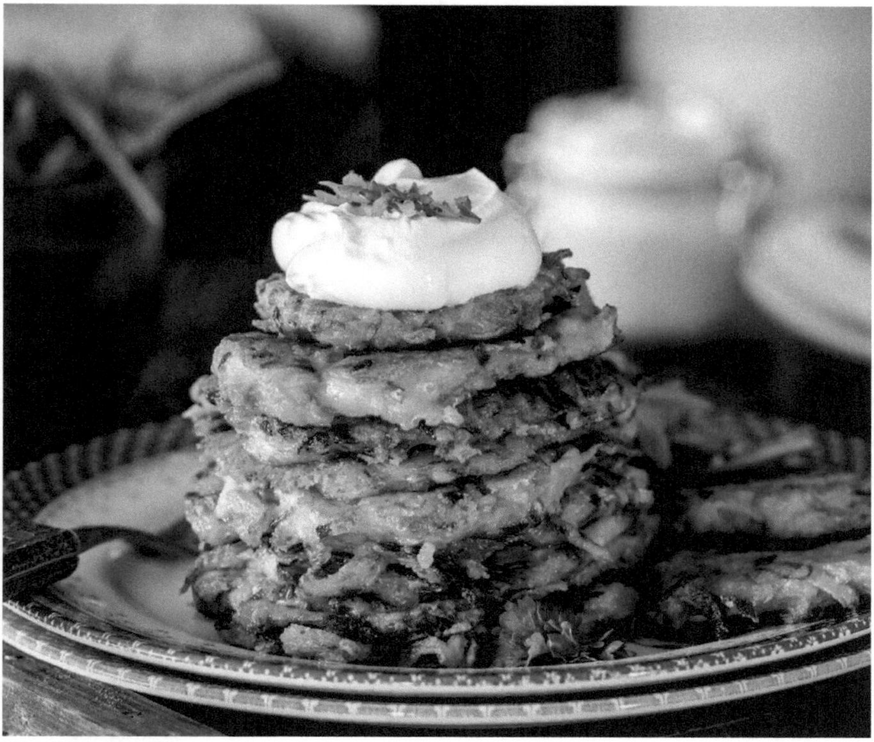

Portionen: 2

Zutaten

- 2 Süßkartoffeln
- 1 Karotte
- 1 Ei
- 2 Esslöffel Mehl
- Salz und Pfeffer
- Butter

Zubereitung

Als Erstes Süßkartoffel und Karotte schälen und grob raspeln. Danach alle Zutaten miteinander vermengen, umrühren und würzen. In einer Pfanne etwas Butter erhitzen, die Röstis darin braten und genießen.

Tag 14 – Abendessen

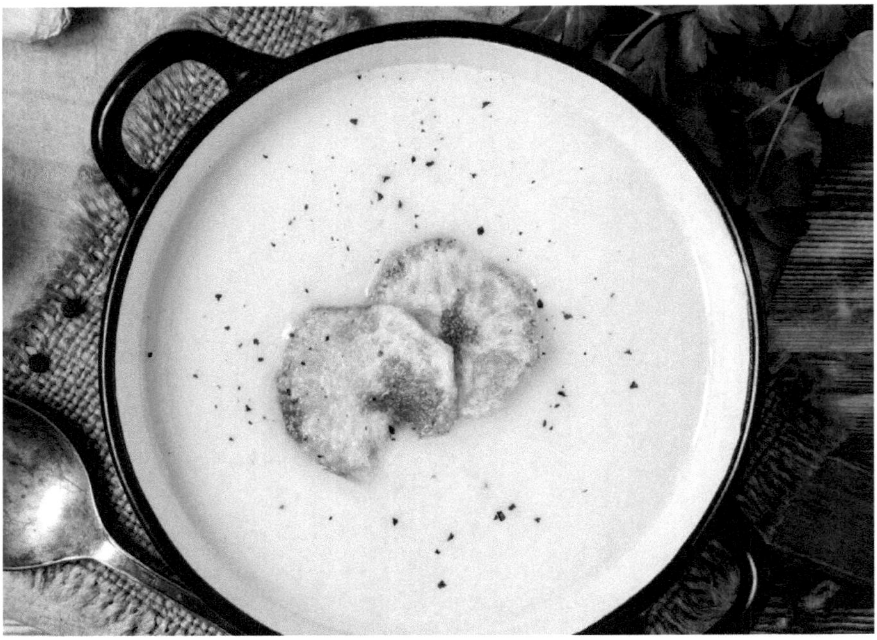

Cremige Kartoffel-Ingwer-Suppe

Portionen: 2

Zutaten

- 600 Gramm Kartoffeln
- 1 großes Stück Ingwer
- 1 Liter Gemüsebrühe
- 500 ml Wasser
- 150 Gramm Schlagsahne
- Salz und Pfeffer
- Öl

Zubereitung

Zunächst die Kartoffel schälen, waschen und würfeln. Den Ingwer schälen und würfeln. Beldes in einen Topf geben und kurz anbraten. Anschließend mit Gemüsebrühe und Wasser ablöschen und für 45 Minuten köcheln lassen. Zum Schluss alles fein pürieren, abschmecken und genießen.

Tag 15 – Frühstück

Milch-Toast

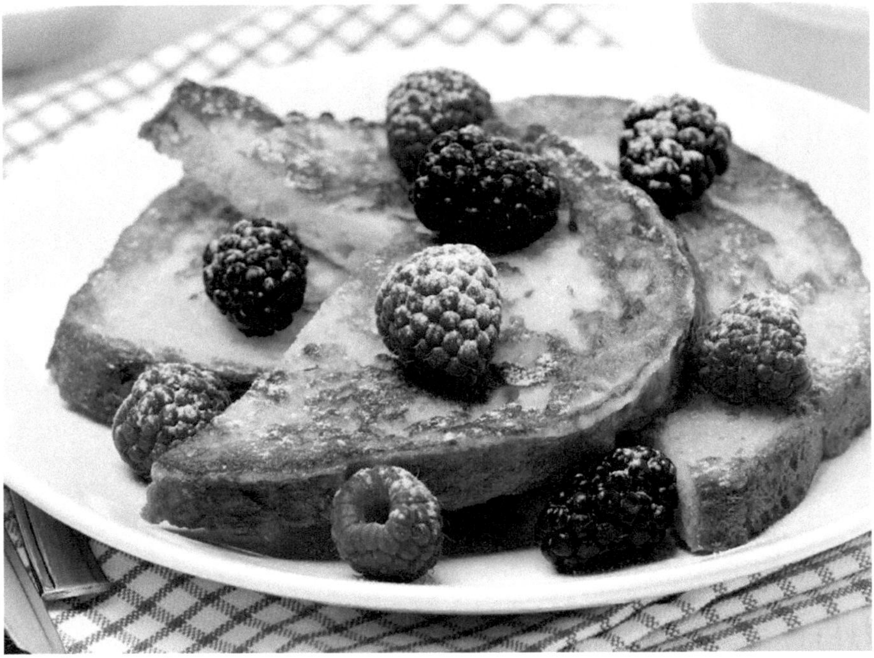

Portionen: 2

Zutaten

- 4 Toastscheiben
- 4 Eier
- 250 Milliliter Milch
- 1 EL Honig
- Butter oder Öl

Zubereitung

Zuerst alle Zutaten miteinander vermengen und verquirlen. Das Toastbrot in die Eiermischung geben und mehrmals wenden. Nun etwas Butter oder Öl in einer Pfanne zerlassen. Die Toastbrotscheiben von beiden Seiten goldbraun braten.

Tag 15 – Mittag

Fruchtige Sommerrollen

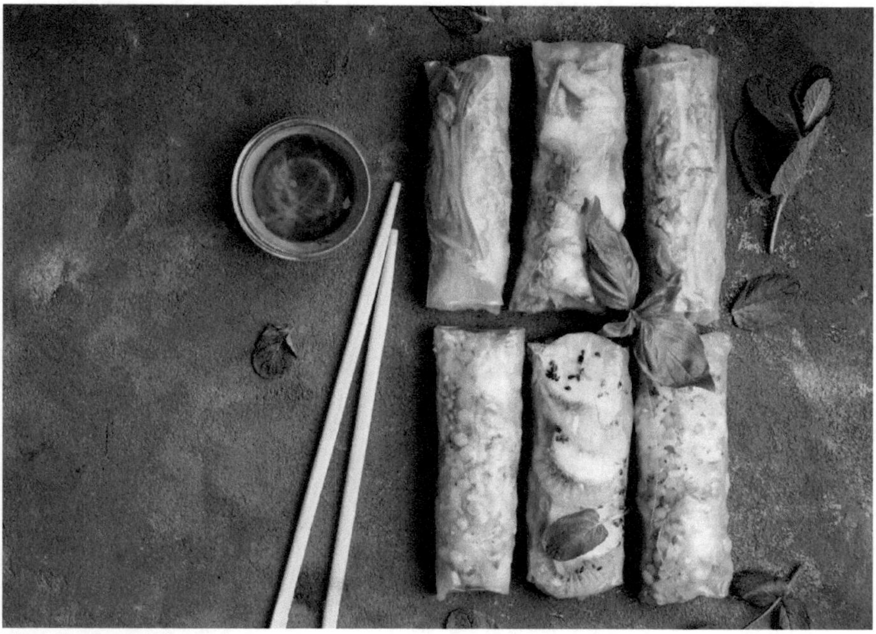

Portionen: 2

Zutaten

- 8 Reisblätter
- Babyspinat
- Karotten
- Kiwis
- Bananen
- Salz und Pfeffer

Zubereitung

Als Erstes die Karotten schälen, waschen und grob raspeln. Kiwis und Banane schälen und in dünne Scheiben schneiden. Nun den Babyspinat waschen und sehr fein hacken. Reispapier in eine Schale mit Wasser tunken - aber nur für wenige Sekunden. Nach Belieben dann die Zutaten gemischt auf die Reisblätter mittig platzieren. Zuerst die Seiten einschlagen und dann einrollen.

Tag 15 – Abendessen

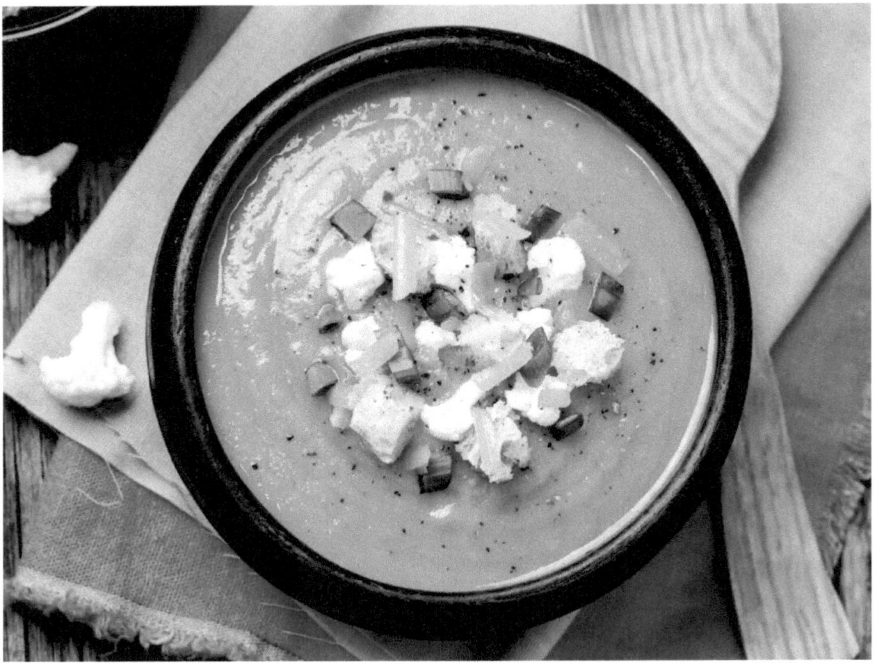

Süßkartoffel-Käse-Suppe

Portionen: 2

Zutaten

- 3 große Süßkartoffeln
- 2 Karotten
- 100 Gramm geriebener Greyerzer Käse
- 2 Liter Gemüsebrühe
- Pflanzenöl
- Salz und Pfeffer

Zubereitung

Süßkartoffeln und Karotten schälen, waschen und würfeln. Alle Zutaten in einen Topf geben und mit Öl scharf anbraten. Mit Gemüsebrühe ablöschen und für 55 Minuten köcheln lassen. Danach den Käse dazugeben und unterheben. Zum Schluss alles fein pürieren und mit Brot genießen.

Tag 16 – Frühstück

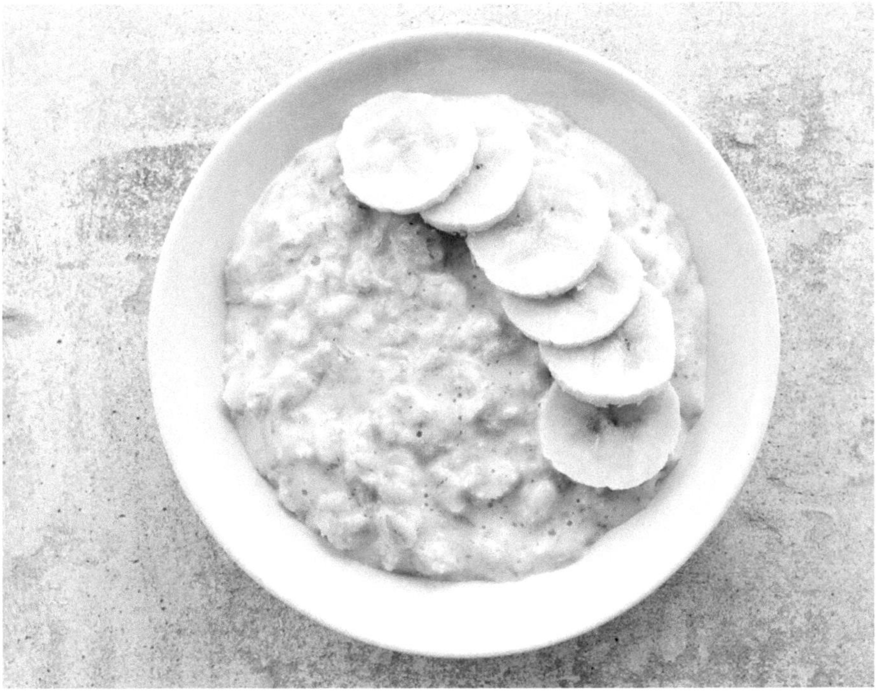

Mandel-Nuss-Porridge

Portionen: 2

Zutaten

- 2 Tassen zarte Haferflocken
- 450 ml Mandelmilch
- 1 Handvoll gehackte Nüsse nach Wahl
- 100ml Vollmilch
- Honig

Zubereitung

Zuerst Mandelmilch, Milch und Honig langsam zum Kochen bringen. Nun die Haferflocken hineingeben und gründlich umrühren. Danach von der Herdplatte nehmen und solange umrühren, bis sich daraus ein leckeres Porridge ergeben hat. Zum Schluss die Nüsse unterheben und genießen.

Tag 16 – Mittag

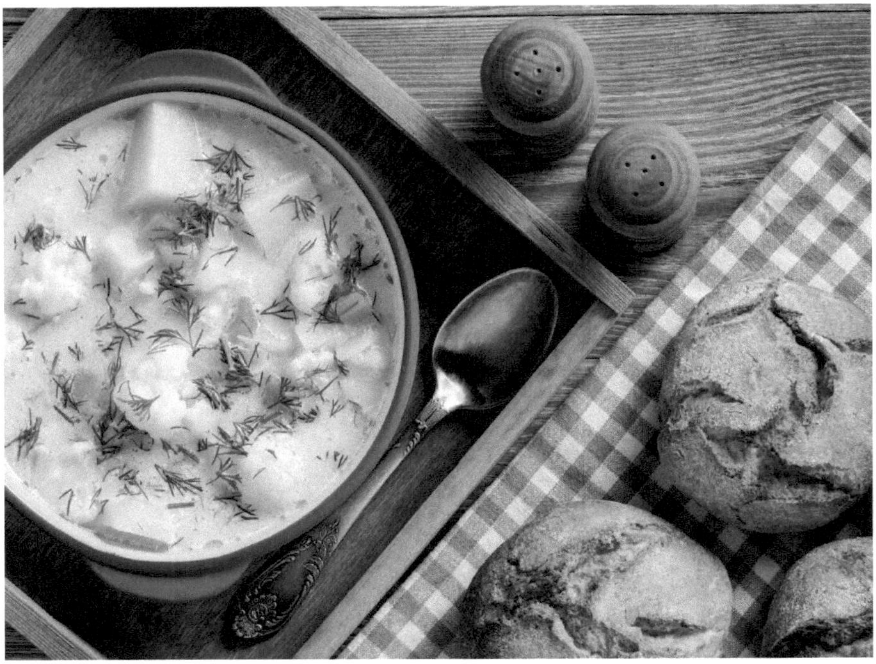

Bayrischer Kartoffel-Eintopf mit Dill

Portionen: 2

Zutaten

- 1 Kilogramm Kartoffeln
- 1 Handvoll Blumenkohlröschen
- 2 Karotten
- 2 Liter Gemüsebrühe
- Gehackter Dill
- Salz und Pfeffer
- Pflanzenöl

Zubereitung

Zuerst die Kartoffeln schälen, waschen und grob würfeln. Blumenkohlröschen waschen und halbieren. Danach die Karotten schälen und fein würfeln. Alle Zutaten, inklusive Brühe, in einen Topf geben und für etwa 45 Minuten köcheln. Danach abschmecken, Dill untermischen und genießen.

Tag 16 – Abendessen

Detox-Smoothie mit Zitrone

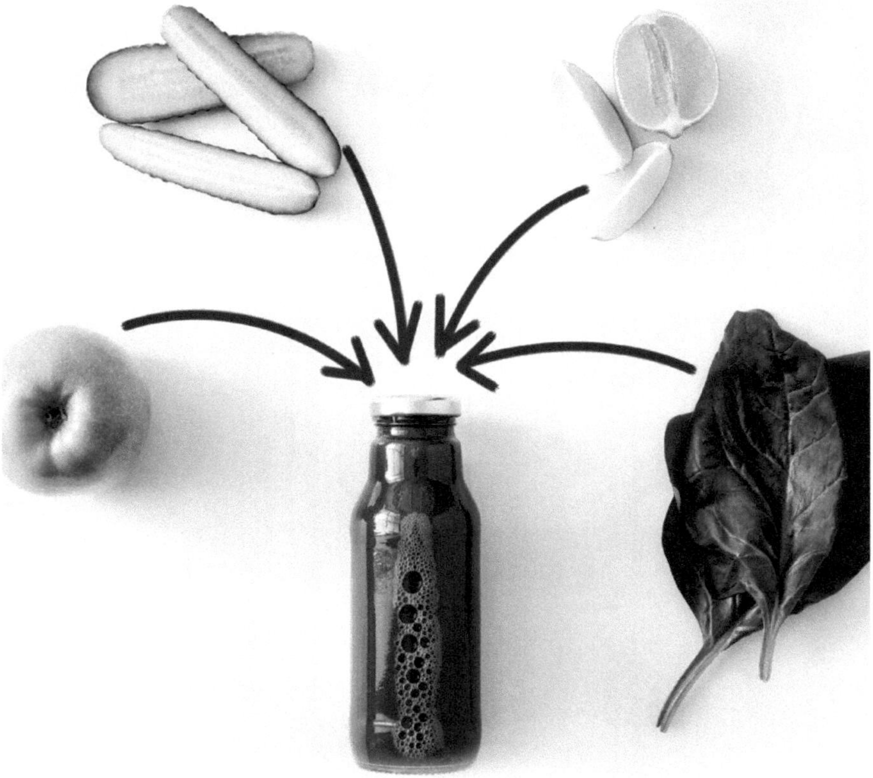

Portionen: 2

Zutaten

- 1 Handvoll Babyspinat
- 1/2 Salatgurke
- 1 Grüner Apfel
- Saft aus 2 Zitronen
- 300ml Wasser

Zubereitung

Zuerst den Spinat waschen. Die Gurke waschen und würfeln. Nun den Apfel waschen, entkernen und vierteln. Danach alle Zutaten in einen Smoothie Mixer geben und fein pürieren.

Tag 17 – Frühstück

Apfel-Birnen-Spinat-Smoothie

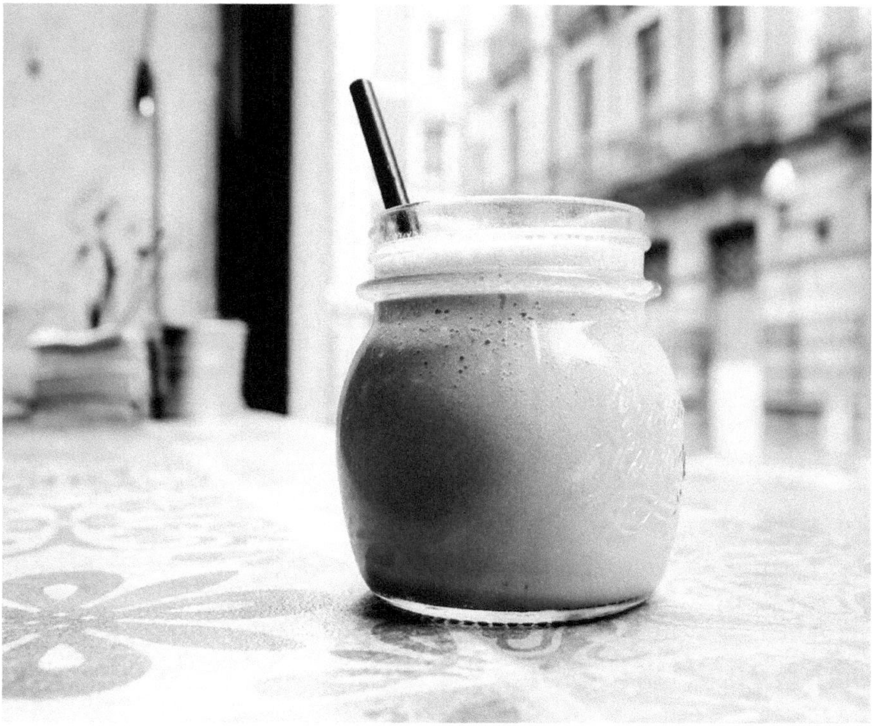

Portionen: 2

Zutaten

- 2 rote Äpfel
- 1/2 Banane
- 1 Birne
- 1 Handvoll Babyspinat
- 300 ml kaltes Wasser

Zubereitung

Zuerst die Äpfel und die Birne waschen, entkernen und vierteln. Danach den Babyspinat waschen. Anschließend alle Zutaten in einen Smoothie Mixer geben und fein pürieren.

Tag 17 – Mittag

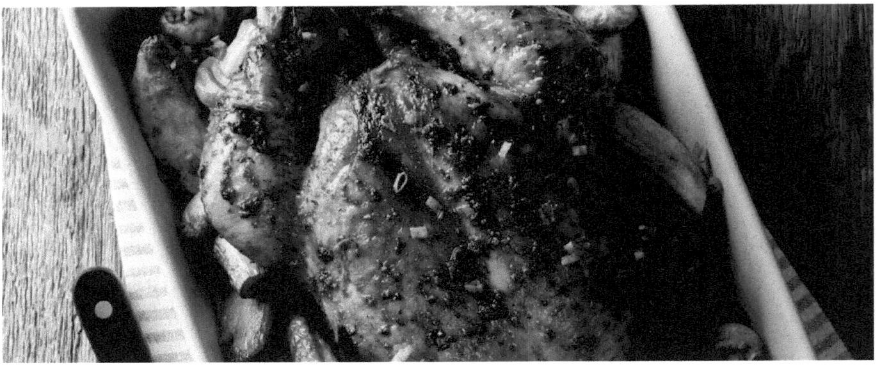

Grillhuhn aus dem Ofen

Portionen: 2

Zutaten

- 1 ganzes Grill-Huhn (kein Suppenhuhn)
- 1 Kilogramm Kartoffeln
- 5 Karotten
- 1 Packung braune Pilze
- 400 ml Geflügelfond
- Salz und Pfeffer

Zubereitung

Zunächst den Backofen auf 220 Grad vorheizen. Das Huhn waschen und kräftig würzen - von innen und außen. Kartoffeln schälen, waschen und würfeln. Die Pilze putzen und halbieren. Danach die Karotten waschen, längs halbieren und in Scheiben schneiden. Das Huhn in eine Form geben und die Zutaten ringsherum verteilen. Geflügelfond plus 1 Tasse Wasser zu den Zutaten geben, aber dabei nicht das Huhn damit begießen. Das Huhn für 40 Minuten backen, umdrehen und für weitere 40 Minuten backen. Zum Schluss anrichten und genießen.

Tag 17 – Abendessen

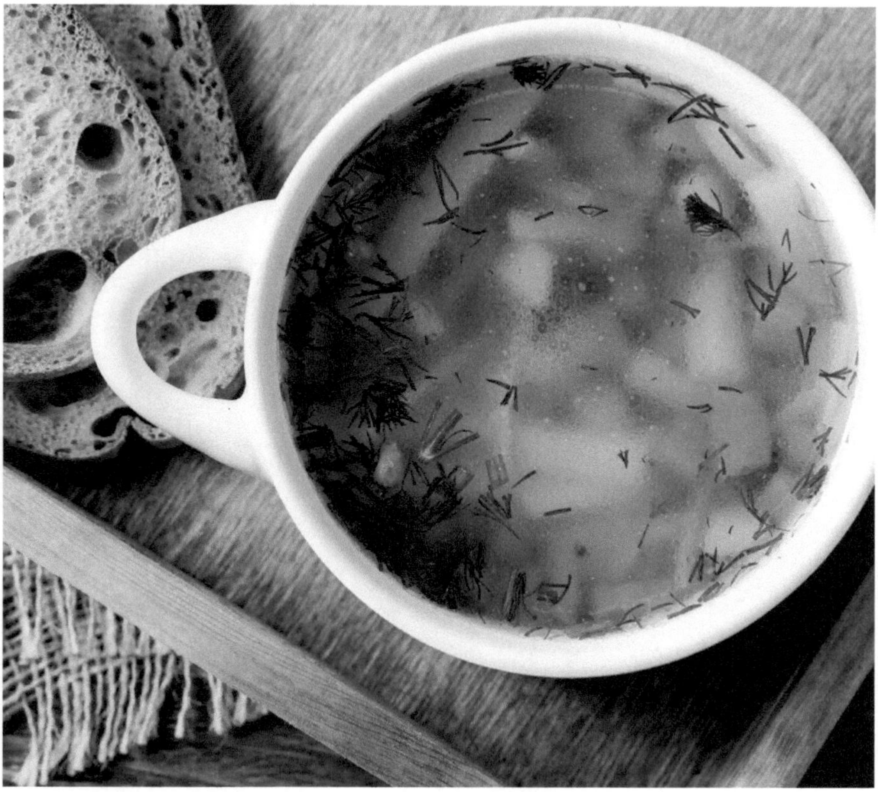

Hessische Gemüsesuppe mit Einlage

Portionen: 2

Zutaten

- 500 Gramm Kartoffeln
- 5 Karotten
- 1 Pastinake
- 3 Stk. weißer Spargel
- 2 Liter Gemüsebrühe

Zubereitung

Zunächst die Kartoffeln schälen und würfeln. Spargel schälen und in Stücke schneiden. Nun die Pastinake und die Karotten schälen und würfeln. Alle Zutaten in einen großen Topf geben und für 45 Minuten köcheln lassen. Danach würzen und genießen.

- Salz und Pfeffer

Tag 18 – Frühstück

Avocado-Birnen-Minze-Smoothie

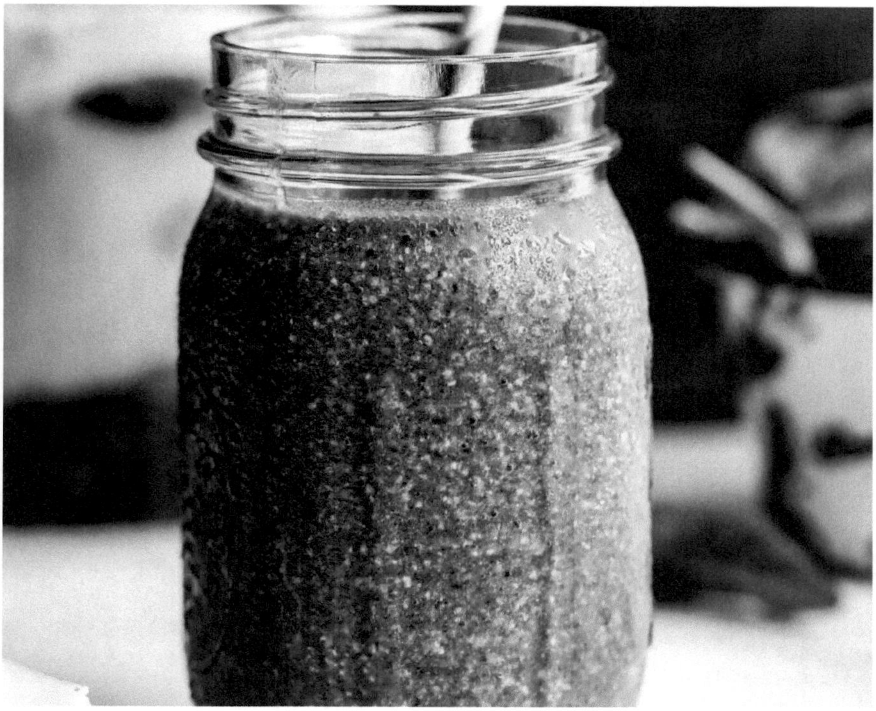

Portionen: 2

Zutaten

- 2 Avocados
- 1 Birne
- 1 Handvoll frische Minze
- Saft einer halben Zitrone
- 300ml kaltes Wasser
- Agavendicksaft

Zubereitung

Als Erstes die Avocados entkernen und das Fruchtfleisch grob hacken. Die Birne waschen, entkernen und vierteln. Nun die Minze waschen. Alle Zutaten in einen Mixer geben und fein pürieren.

Tag 18 – Mittag

Spanische Hähnchenkeulen (Original

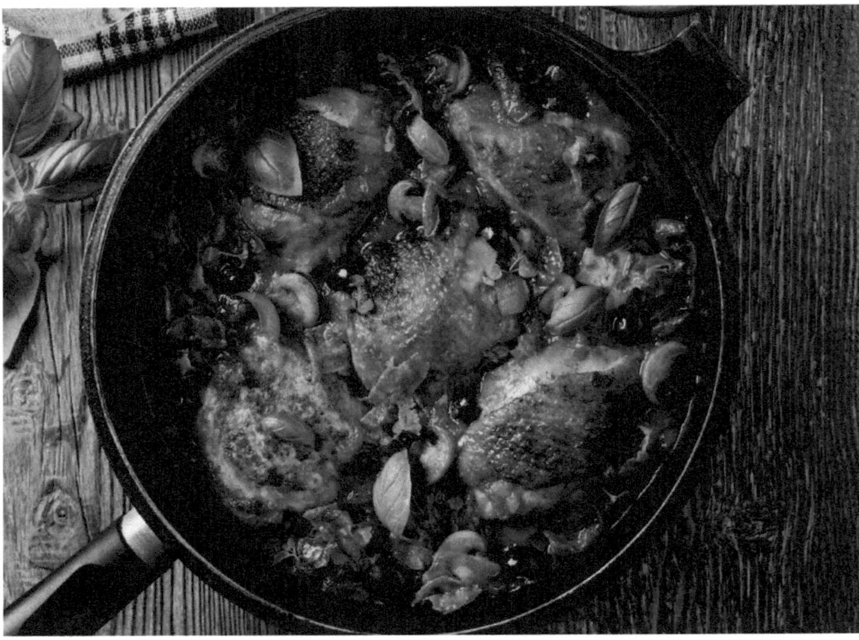

Rezept aus Ibiza)

Portionen: 2

Zutaten

- 4 Hähnchenkeulen
- 2 Kilogramm Tomaten
- 1 Liter passierte Tomaten
- 1 Glas schwarze Oliven (ohne Kern)
- Salz und Pfeffer
- Pflanzenöl
- 1 El Zucker

Zubereitung

Zuerst den Backofen auf 220 Grad vorheizen. Die Hähnchenkeulen waschen und mit Öl scharf anbraten. Danach 1 Tasse Wasser dazugeben und kurz kochen lassen. Währenddessen die Tomaten waschen und würfeln. Zum Schluss die restlichen Zutaten dazugeben, für 90 Minuten auf kleiner Flamme köcheln lassen, abschmecken und mit Brot genießen.

Tag 18 – Abendessen

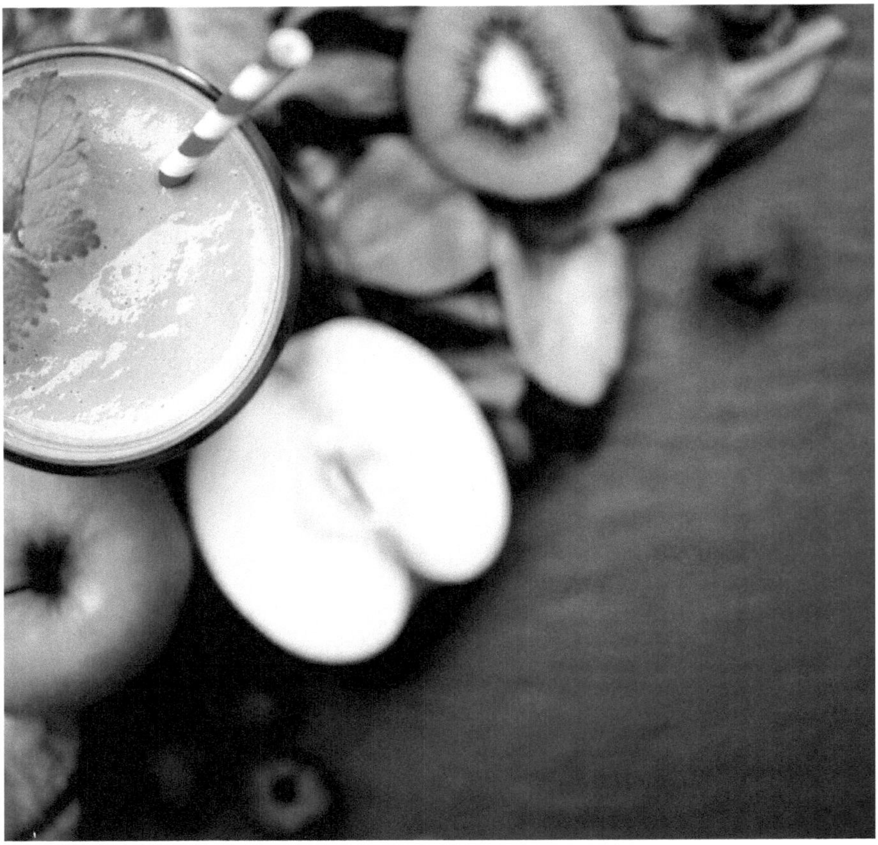

Avocado-Himbeeren-Smoothie

Portionen: 2

Zutaten

- 1 Avocado
- 1 Handvoll Babyspinat
- 200g frische Himbeeren
- 300ml kaltes

Zubereitung

Als Erstes Babyspinat waschen. Die Avocado entkernen und das Fruchtfleisch grob hacken. Nun die Beeren waschen. Alle Zutaten in einen Smoothie Mixer geben und fein pürieren.

Wasser

Tag 19 – Frühstück

Beeren-Smoothie mit Kokosmilch

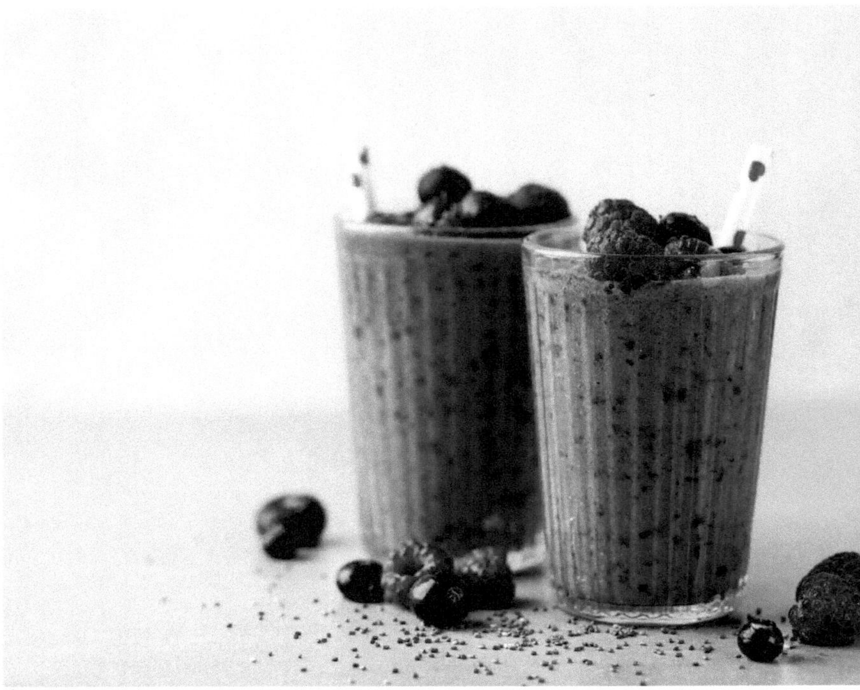

Portionen: 2

Zutaten

- 100 Gramm frische Himbeeren
- 200 Gramm Brombeeren
- 1 Tasse gemischte TK-Beeren
- 300ml Kokosmilch

Zubereitung

Als Erstes alle Beeren verlesen und waschen. Zum Schluss alle Zutaten in einen Smoothie Mixer geben und fein pürieren.

Tag 19 – Mittag

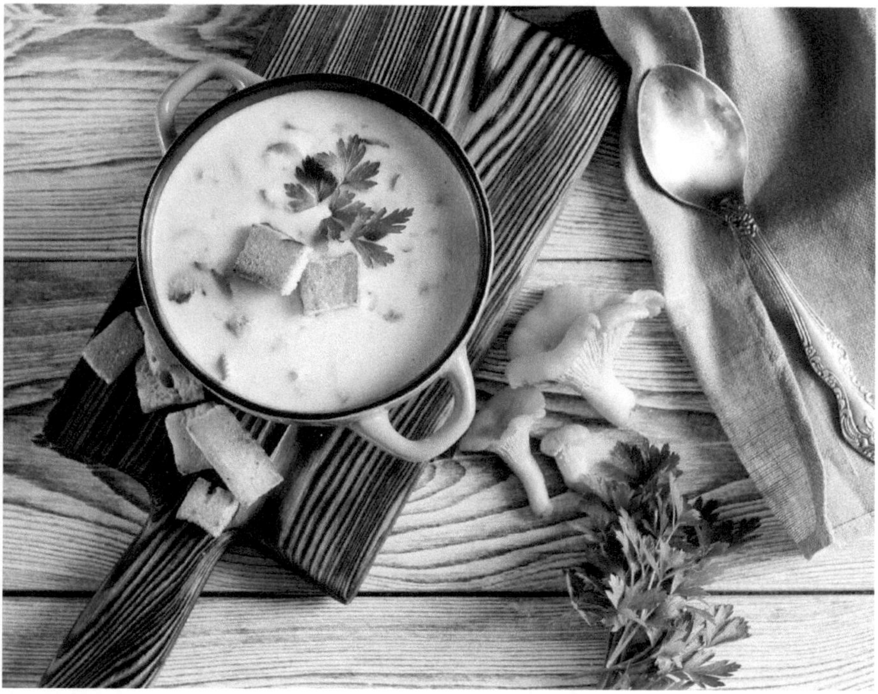

Pastinaken-Pfifferlings-Suppe

Portionen: 2

Zutaten

- 1 Kilogramm frische Pfifferlinge
- 2 Pastinaken
- 5 Kartoffeln
- 2,5 Liter Gemüsebrühe
- 150ml Sahne oder Crème fraîche
- Muskatnuss
- Salz und Pfeffer

Zubereitung

Zuerst die Pfifferlinge gründlich putzen. Die Pastinaken schälen und würfeln. Danach die Kartoffeln schälen und vierteln. Alle Zutaten in einen Topf geben und anbraten, Danach mit Brühe ablöschen und für 50 Minuten köcheln lassen. Zum Schluss alles pürieren, Sahne unterm mischen, würzen und genießen.

Tag 19 – Abendessen

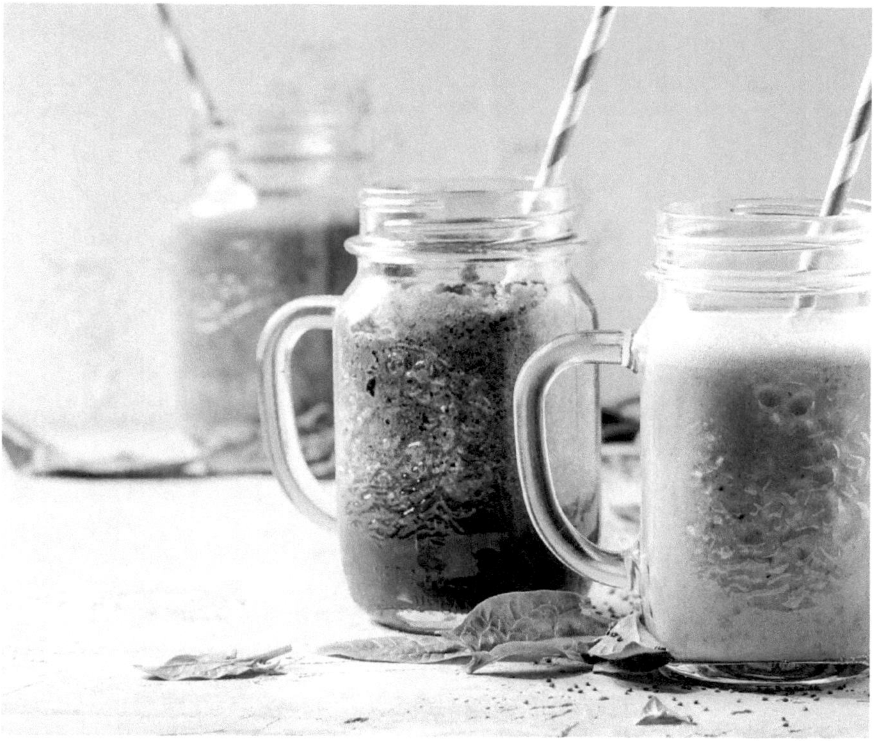

Petersilien-Smoothie

Portionen: 2

Zutaten

- 1 Bund glatte Petersilie
- 1 Handvoll Babyspinat
- 1 Handvoll Feldsalat
- 2 TL Kokosöl
- 300ml Wasser

Zubereitung

Zuerst alle Zutaten gründlich waschen. Danach in einen Smoothie Mixer geben und fein pürieren.

Tag 20 – Frühstück

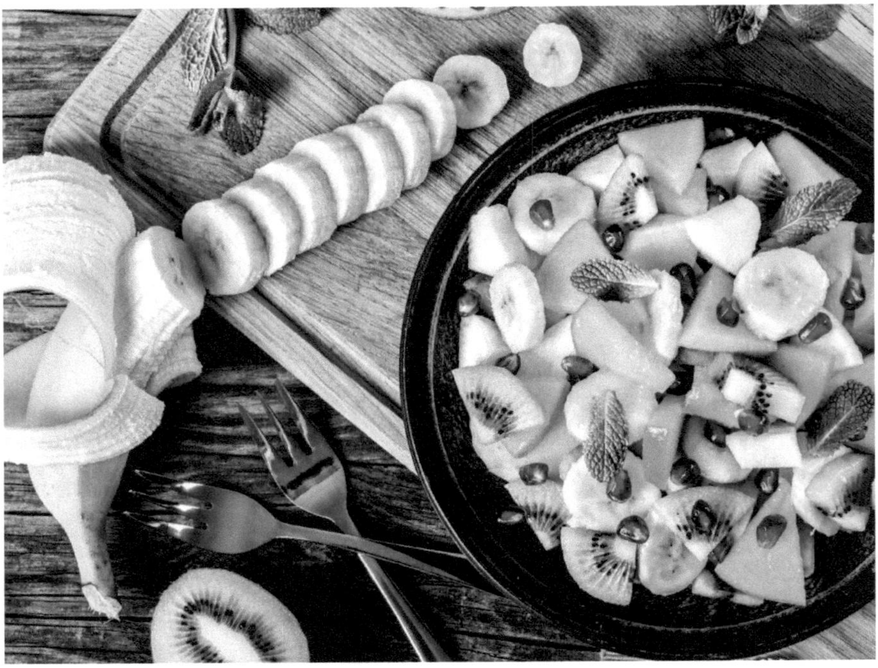

Frischer Fruchtsalat mit Minze

Portionen: 2

Zutaten

- 2 Kiwis
- 1 Banane
- 1 Granatapfel
- rote Äpfel
- 3 EL Agavendicksaft
- 1/2 Tasse Wasser
- frische Minze

Zubereitung

Als Erstes die Kiwis schälen, vierteln und in Scheiben schneiden. Die Banane schälen und ebenfalls in feine Scheiben schneiden. Danach die Äpfel waschen, entkernen und in Stücke schneiden. Die frische Minze waschen. Alle Zutaten in eine Salatschüssel geben und umrühren. Agavendicksaft mit Wasser vermengen und unter mischen.

Tag 20 – Mittag

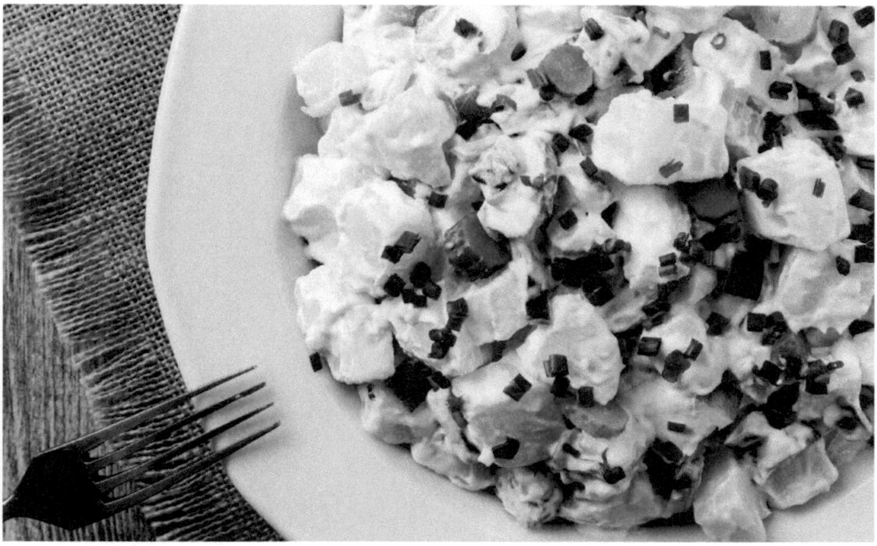

Kitzbühler Kartoffelsalat

Portionen: 2

Zutaten

- 1 Kilogramm Kartoffeln
- 2 Schalotten
- 3 große Gewürzgurken
- Schnittlauchröllchen
- 500 Gramm Naturjoghurt
- 200 Gramm Quark
- 200 Gramm Crème fraîche
- Salz und Pfeffer

Zubereitung

Zuerst die Kartoffeln schälen, würfeln, kochen und kalt stellen. Währenddessen die Schalotten schälen und fein würfeln. Danach die Gewürzgurken in Scheiben schneiden. Anschließend Quark, Joghurt und Crème fraîche cremig rühren. Nun alle Zutaten in eine Schüssel geben, würzen und genießen.

- 1 TL Zucker

Tag 20 – Abendessen

Apfel-Ingwer-Smoothie mit Babyspinat

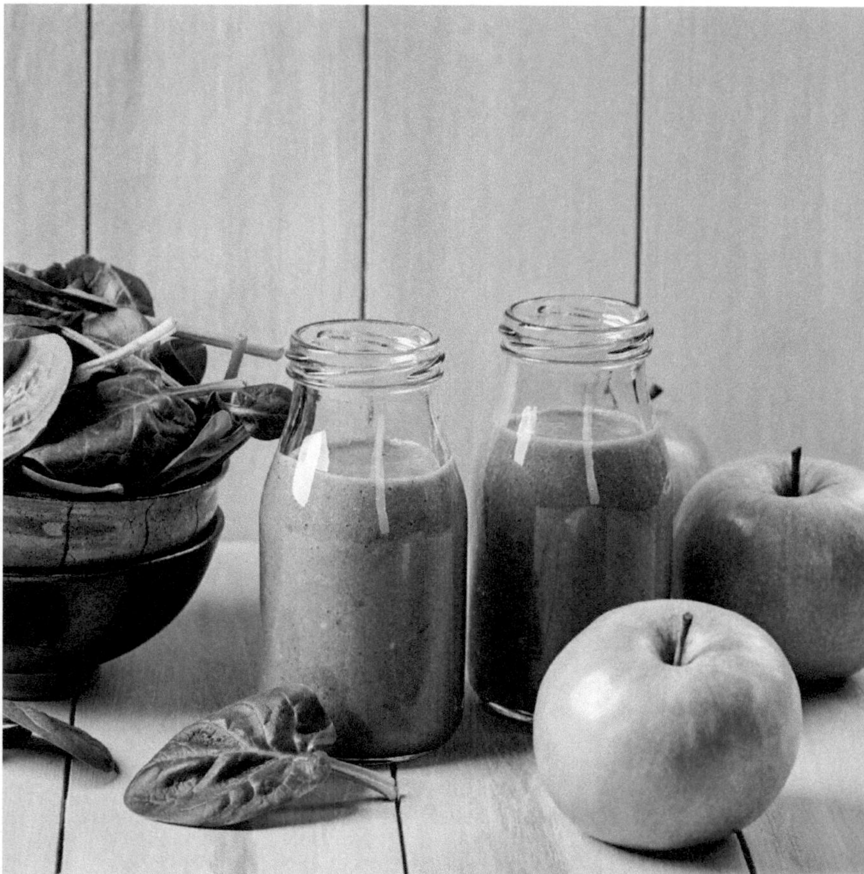

Portionen: 2

Zutaten

- 1 Handvoll Babyspinat
- 1 Handvoll Rucola
- 2 grüne Äpfel
- 300ml Wasser

Zubereitung

Zuerst Babyspinat und Rucola waschen. Die Äpfel waschen, entkernen und vierteln. Danach alle Zutaten in einen Smoothie Mixer geben und fein pürieren.

Tag 21 – Frühstück

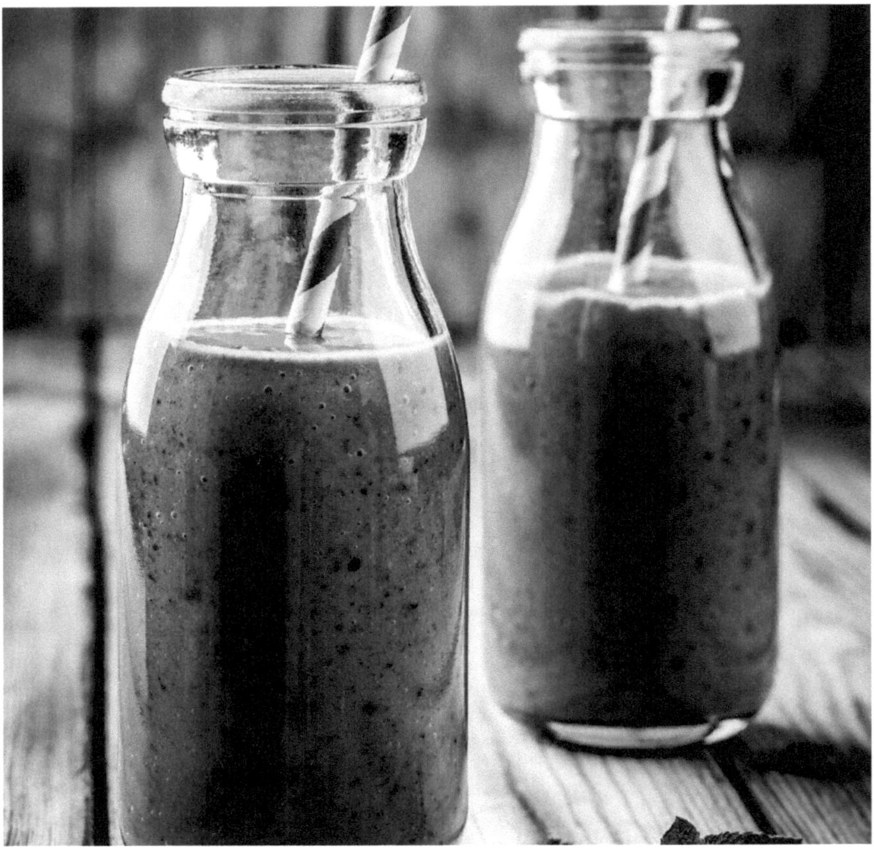

Kokos-Brombeeren-Smoothie

Portionen: 2

Zutaten

- 350 Gramm frische Brombeeren
- 1 Tasse gemischte TK-Beeren
- 2 Tl Kokosöl
- 200ml Milch
- 100ml Wasser

Zubereitung

Als Erstes die Brombeeren verlesen und waschen. Danach alle Zutaten in einen Smoothie Mixer geben und fein pürieren.

Tag 21 – Mittag

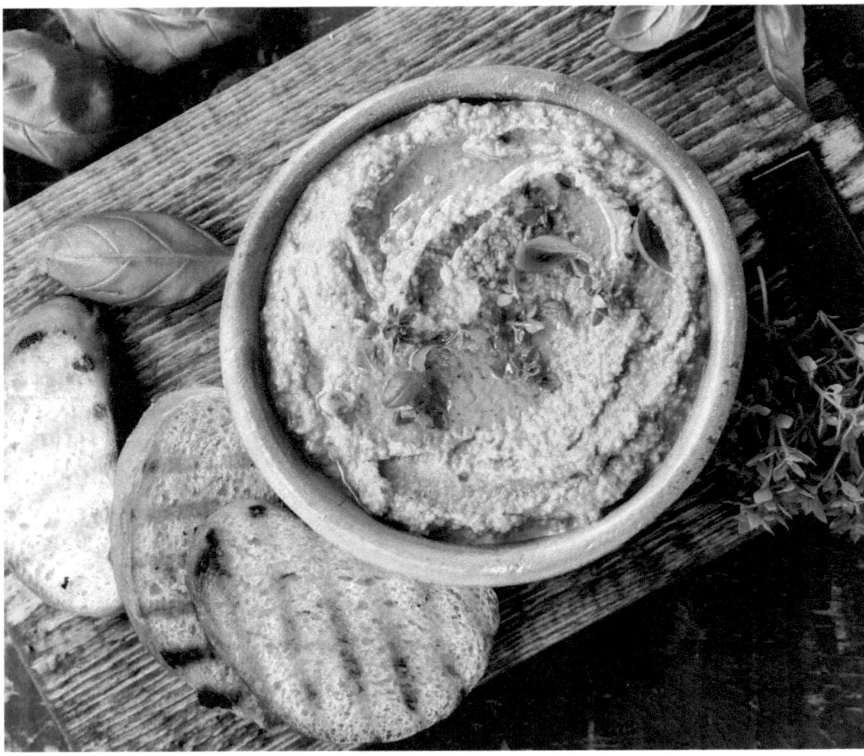

Avocado-Hummus mit Brot

Portionen: 2

Zutaten

- 4 Avocados
- 5 EL Tahin (Sesampaste)
- Saft aus 2 Zitronen
- 1 Dose vorgekochte Kichererbsen
- Salz und Pfeffer

Zubereitung

Zunächst die Avocados entkernen und das Fruchtfleisch heraus löffeln. Die Kichererbsen mehrmals waschen. Nun alle Zutaten in einen Mixer geben und cremig pürieren. Zum Schluss anrichten und genießen.

Tag 21 – Abendessen

Pink Smoothie

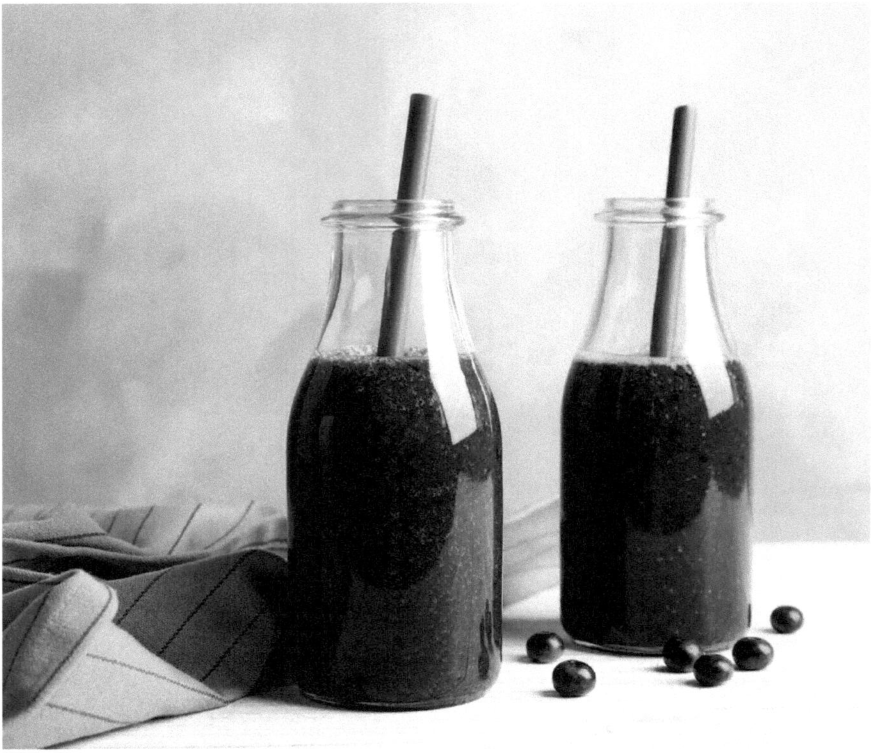

Portionen: 2

Zutaten

- 3 Rote-Beete-Knollen
- 1 Tasse gemischte TK-Beeren
- 250ml Wasser

Zubereitung

Als Erstes die Rote Beete waschen und vierteln. Danach alle Zutaten in einen Smoothie Mixer geben und pürieren.

Tag 22 – Frühstück

Frischer Orangen-Smoothie

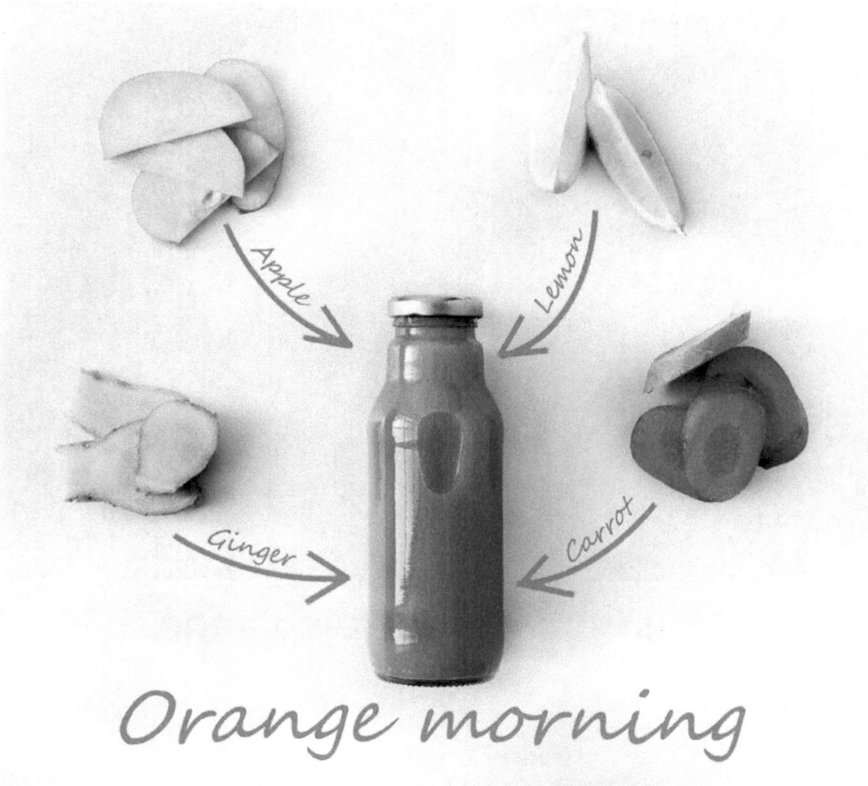

Portionen: 2

Zutaten

- 5 Orangen
- 1 kleines Stück Ingwer
- 2 grüne Äpfel
- Saft aus einer Zitrone
- 300ml Karottensaft

Zubereitung

Zunächst die Orangen schälen und das Fruchtfleisch grob hacken. Ingwer schälen und halbieren. Danach die Äpfel waschen, entkernen und vierteln. Anschließend alle Zutaten in einen Smoothie Mixer geben und fein pürieren.

Tag 22 – Mittag

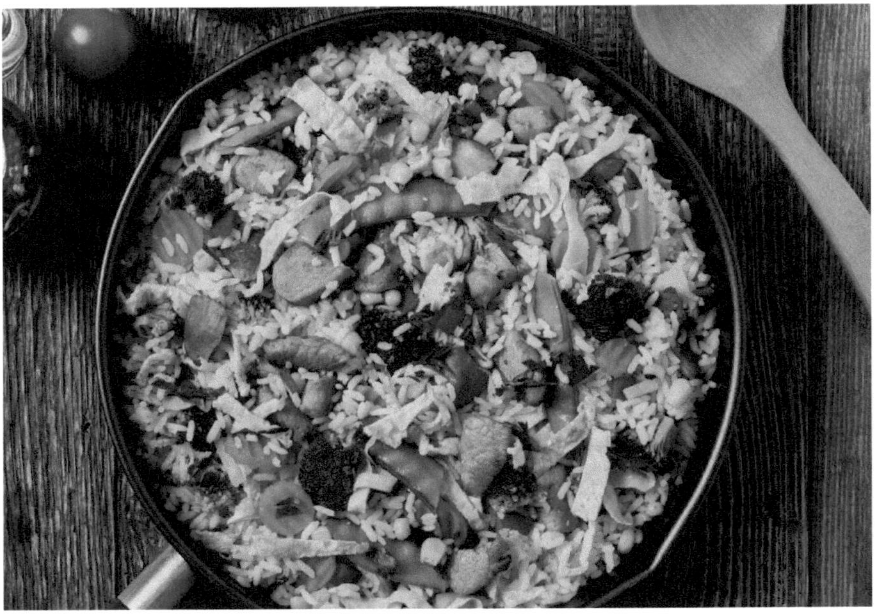

Mallorquinische Reispfanne

Portionen: 2

Zutaten

- 3 Tassen Langkornreis
- 6 Tassen Wasser (für den Reis) 500 Gramm Schweinefilet
- 500 Gramm Brokkoliröschen
- 2 Karotten
- Öl
- Salz und Pfeffer

Zubereitung

Zuerst Reis, Wasser und Salz in einen Topf geben und gar kochen. Währenddessen das Schweinefleisch in Würfel schneiden und anbraten. Danach den Brokkoli waschen und halbieren. Nun die Karotten schälen und in Scheiben schneiden. Karotten und Brokkoli in eine Pfanne geben und für 35 Minuten braten. Danach den Reis hinzufügen, umrühren, würzen und für weitere 10 Minuten braten. Zum Schluss Fleisch dazugeben und mit Brot genießen.

Tag 22 – Abendessen

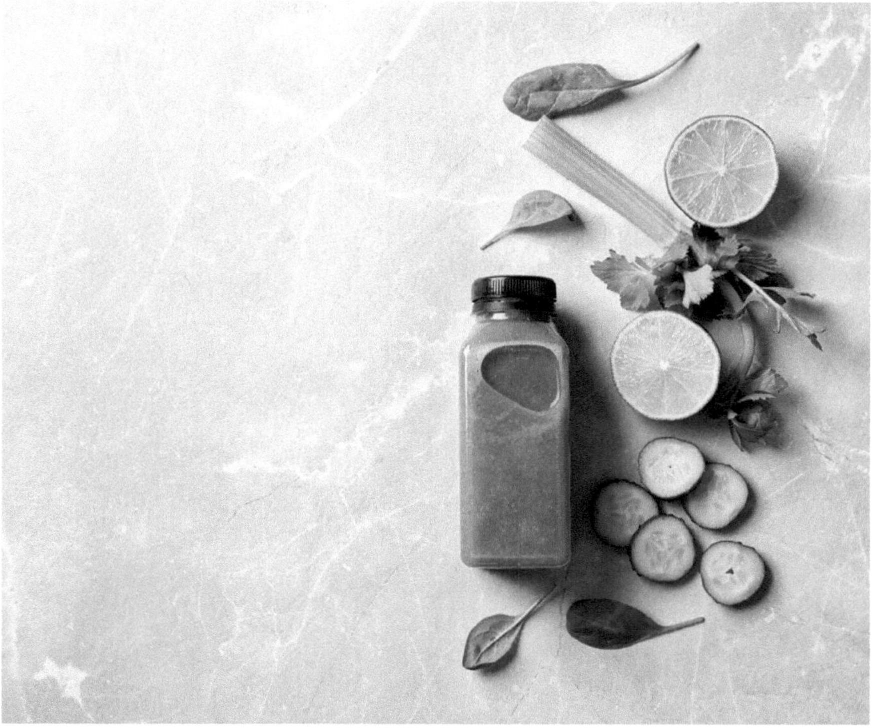

Limetten-Gurken-Smoothie

Portionen: 2

Zutaten

- 2 Salatgurken
- 1 Selleriestange
- 1 kleines Bund glatte
- Petersilie Saft aus 3 Limetten
- 300ml Wasser

Zubereitung

Zunächst die Gurken waschen und würfeln. Nun die Selleriestange putzen und grob hacken. Danach die Petersilie waschen. Zum Schluss alle Zutaten in einen Smoothie Mixer geben und fein pürieren.

Tag 23 – Frühstück

Frühstücks-Smoothie mit Blaubeeren

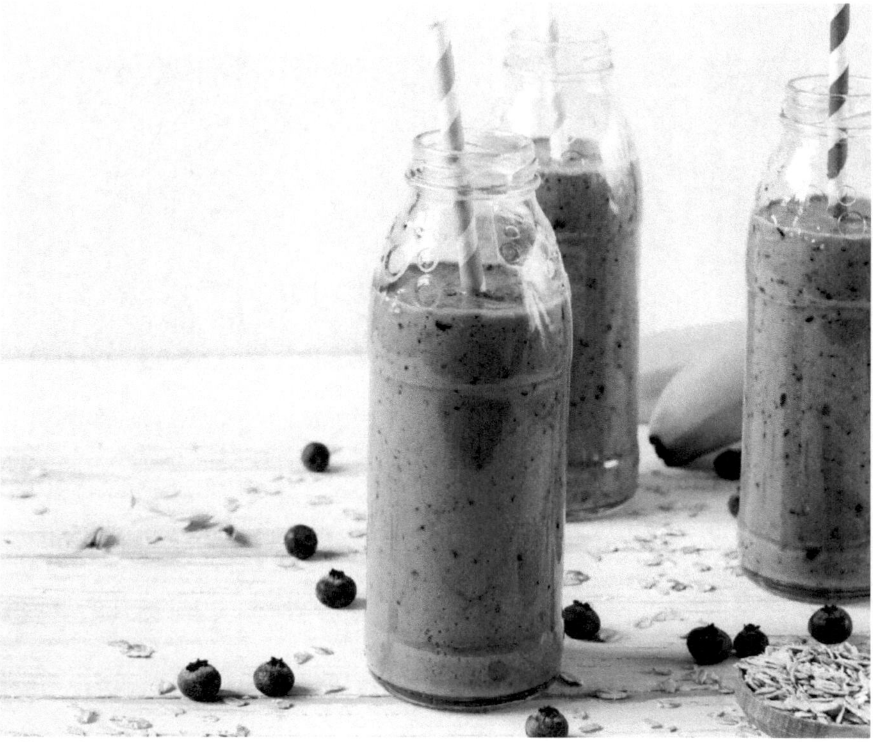

Portionen: 2

Zutaten

- 125 Gramm Blaubeeren
- 100 Gramm Brombeeren
- 1 Birne
- 3 Esslöffel Haferflocken
- 300 Milliliter Milch

Zubereitung

Als Erstes die Beeren verlesen und waschen. Anschließend die Birne waschen, entkernen und vierteln. Zum Schluss alle Zutaten in einen Smoothie Mixer geben, pürieren und genießen.

Tag 23 – Mittag

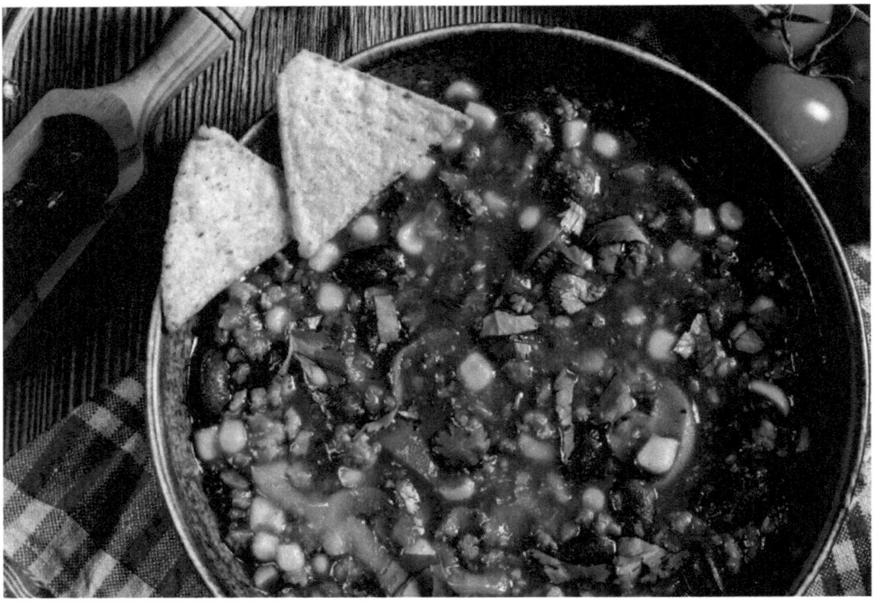

Mildes Beef Con Carne

Portionen: 2

Zutaten

- 700 Gramm Rinderhackfleisch
- 1 Dose Kidneybohnen
- 2 Dosen Mais
- 1 Schalotte
- 2 Dosen Tomatenwürfel
- 1 Tube Tomatenmark
- Öl
- Salz und Pfeffer

Zubereitung

Zuerst das Hackfleisch in einer Pfanne bröselig braten und gut würzen. Tomatenwürfel dazu geben und für 35 Minuten köcheln lassen. Mais und Bohnen dazugeben und für weitere 20 Minuten kochen. Danach Tomatenmark dazugeben, gründlich verrühren und mit einer Tasse Wasser erneut 15 Minuten köcheln lassen. Zum Schluss den Herd ausstellen und für etwa 45 Minuten ziehen lassen. Danach mit Brot genießen.

Tag 23 – Abendessen

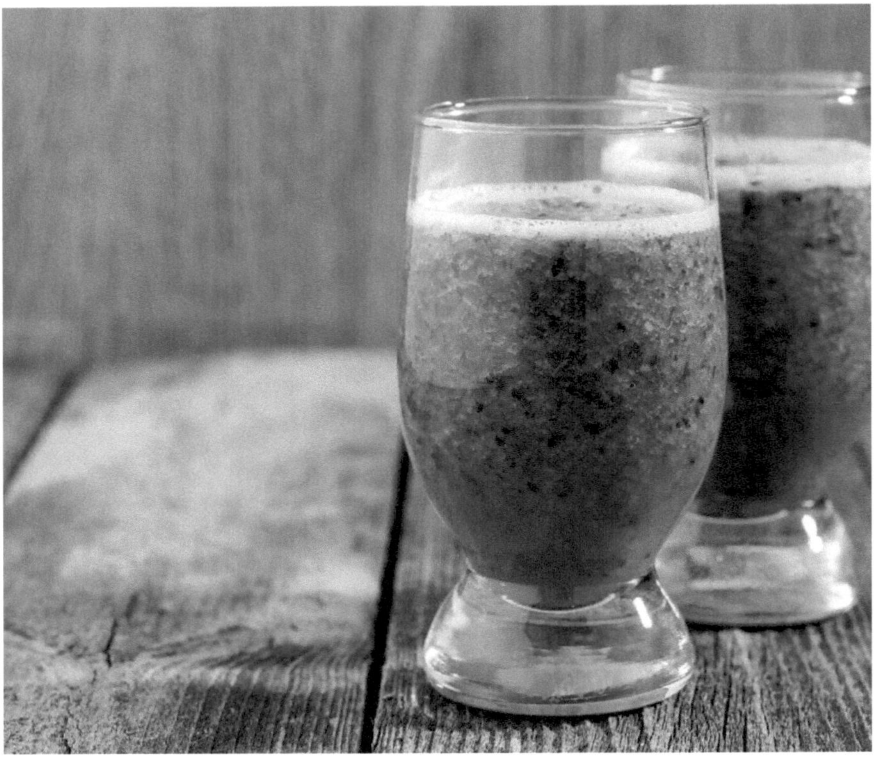

Kiwi-Spinat-Smoothie

Portionen: 2

Zutaten

- 1 Handvoll Babyspinat
- 2 Kiwis
- 1 Birne
- 300ml kaltes Wasser

Zubereitung

Zuerst Babyspinat waschen. Danach die Kiwis schälen und vierteln. Nun die Birne waschen, entkernen und ebenfalls vierteln. Alle Zutaten in einen Smoothie Mixer geben und pürieren.

Tag 24 – Frühstück

Frühstücks-Bowl mit Beeren

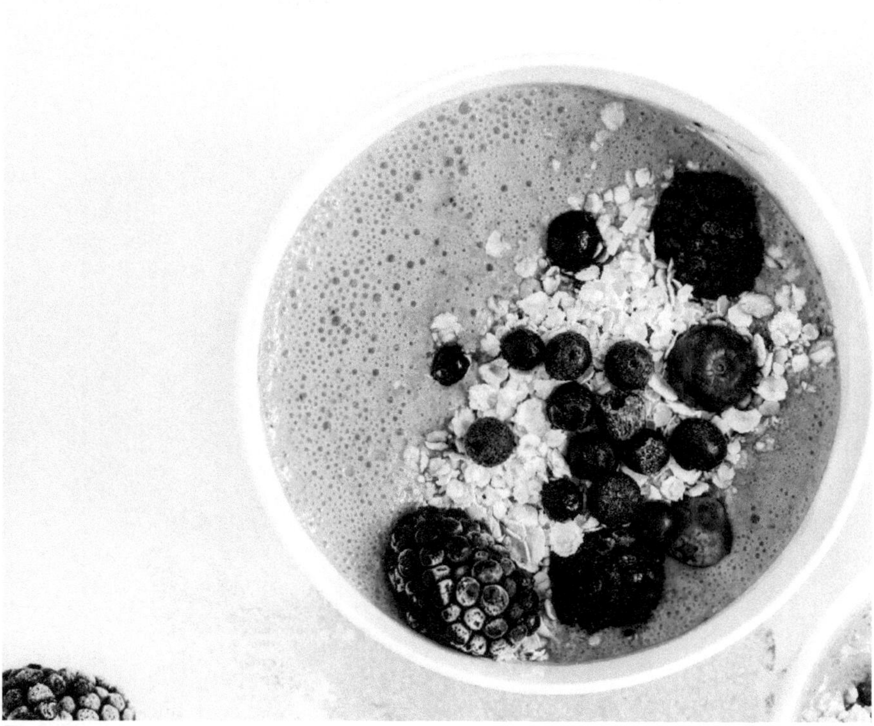

Portionen: 2

Zutaten

- 250 Gramm frische Heidelbeeren
- 250 Gramm frische Brombeeren
- 5 EL zarte Haferflocken
- 1 Banane
- 250 Milliliter Milch

Zubereitung

Als Erstes alle Beeren verlesen und waschen. Danach die Banane schälen und halbieren. Danach alle Zutaten in einen Smoothie Mixer geben und pürieren. Zum Schluss in beide Bowls füllen und nach herzenslust garnieren.

- Früchte nach Wahl

Tag 24 – Mittag

Schaschuka

Portionen: 2

Zutaten

- 4 Eier
- 1 Dose Tomatenwürfel
- 5 frische Tomaten
- 1 Schalotte
- 250ml passierte Tomaten
- Salz und Pfeffer
- 1 Tl Zucker
- Öl

Zubereitung

Zuerst die Schalotte schälen und fein würfeln. Die Schalotten in einer Pfanne mit etwas Öl glasig anschwitzen. Danach die Tomatenwürfel dazugeben, würzen und für 10 Minuten köcheln lassen. Danach die passierten Tomaten dazugeben und solange kochen, bis die Masse etwas eingedickt ist. Nun vier Mulden bilden und die Eier darin einschlagen. Anachließend würzen und für wenige Minuten stocken lassen. Zum Schluss mit Brot genießen.

Tag 24 – Abendessen

Gurken Avocado-Smoothie

Portionen: 2

Zutaten

- 1 Avocado
- 2 kleine Gurken
- 1 Handvoll Basilikum
- 1 Handvoll Feldsalat
- 300ml kaltes Wasser

Zubereitung

Die Avocado entkernen und das Fruchtfleisch grob hacken. Nun die Gurken waschen und grob würfeln. Danach Feldsalat und Basilikum waschen. Zum Schluss alle Zutaten in einen Smoothie Mixer geben und fein pürieren.

Tag 25 – Frühstück

Joghurt-Himbeer-Bowl mit Müsli

Portionen: 2

utaten

- 300 Gramm Naturjoghurt
- 100 Gramm Speisequark
- 2 EL Honig
- 1 TL Vanille Extrakt
- 200 Gramm frische Heidelbeeren
- Müsli nach Wahl
- Etwas gehackte Nüsse nach Wahl

Zubereitung

Zunächst Quark und Joghurt cremig rühren und Honig untermischen. Die Creme schon einmal in die Bowl füllen. Himbeeren verlesen, waschen und auf die Creme verteilen. Zum Schluss Nüsse und Müsli noch hinzufügen und genießen.

Tag 25 – Mittag

Tomaten-Bulgur-Salat mit Balsamico

Portionen: 2

Zutaten

- 200 Gramm groben Couscous
- 350 ml Gemüsebrühe
- 50ml Wasser
- 2 Avocados
- 10 Cherrytomaten
- 1 Bund glatte Petersilie
- Olivenöl
- 1 Schuss Balsamico
- Salz und Pfeffer

Zubereitung

Zunächst den Bulgur waschen, mit Brühe und Wasser in einen Topf geben, gar kochen und erkalten lassen. Währenddessen die Avocados entkernen und das Fruchtfleisch würfeln. Nun die Cherrytomaten waschen und halbieren. Anschließend die Petersilie waschen und fein hacken. Nun alle Zutaten in eine Schüssel geben und umrühren. Zum Schluss Olivenöl und Balsamico untermischen, würzen und mit Brot genießen.

Tag 25 – Abendessen

Hühnerbrühe

Portionen: 2

Zutaten

- 500ml Hühnerbrühe/Geflügelfond
- 500ml Wasser
- 200ml Gemüsebrühe
- Salz und Pfeffer

Zubereitung

Alle Zutaten in einen Topf geben und zum Kochen bringen. Zum Schluss würzen und genießen/trinken.

Tag 26 – Frühstück

Grünkohl-Ingwer-Smoothie

Portionen: 2

Zutaten

- 1 Handvoll Rucola
- 5 Grünkohlblätter
- 1 kleines Stück Ingwer
- 300 ml Wasser

Zubereitung

Als Erstes den Spinat und Grünkohl waschen und putzen. Ingwer schälen und halbieren. Zum Schluss alle Zutaten in einen Smoothie Mixer geben und fein pürieren.

Tag 26 – Mittag

Ungarischer Nudelsalat

Portionen: 2

Zutaten

- 1 Packung Nudeln
- 500 Gramm TK-Suppengrün
- 500 Gramm griechischer Naturjoghurt
- Salz und Pfeffer

Zubereitung

Zuerst die Nudeln und Suppengrün zusammen kochen und erkalten lassen. Die Karotten schälen, wasche und würfeln Anschließend alle Zutaten in eine Salatschüssel geben und umrühren. Zum Schluss würzen und mit Brot genießen.

Tag 26 – Abendessen

Detox-Fit-Smoothie

Portionen: 2

Zutaten

- 1 Avocado
- 1 Birne
- 1 Handvoll Babyspinat
- 1 TL Kokosöl
- 1 EL Chia Samen
- 300 ml Wasser

Zubereitung

Zunächst die Avocado entkernen und das Fruchtfleisch grob hacken. Die Birne waschen, entkernen und vierteln. Babyspinat waschen und putzen. Alle Zutaten in einen Smoothie Mixer geben und pürieren.

Haftungsausschluss

Die Umsetzung aller enthaltenen Informationen, Anleitungen und Strategien dieses (E-)Books erfolgt auf eigenes Risiko. Für etwaige Schäden jeglicher Art kann der Autor aus keinem Rechtsgrund eine Haftung übernehmen. Für Schäden materieller oder ideeller Art, die durch die Nutzung oder Nichtnutzung der Informationen bzw. durch die Nutzung fehlerhafter und/oder unvollständiger Informationen verursacht wurden, sind Haftungsansprüche gegen den Autor grundsätzlich ausgeschlossen. Ausgeschlossen sind daher auch jegliche Rechts- und Schadensersatzansprüche. Dieses Werk wurde mit größter Sorgfalt nach bestem Wissen und Gewissen erarbeitet und niedergeschrieben. Für die Aktualität, Vollständigkeit und Qualität der Informationen übernimmt der Autor jedoch keinerlei Gewähr. Auch können Druckfehler und Falschinformationen nicht vollständig ausgeschlossen werden. Für fehlerhafte Angaben vom Autor kann keine juristische Verantwortung sowie Haftung in irgendeiner Form übernommen werden.

Urheberrecht

Impressum

2021

1. Auflage

Kontakt: Matthias Kronawitter, Schnieglinger Str. 94, 90419 Nürnberg

Printed in Poland
by Amazon Fulfillment
Poland Sp. z o.o., Wrocław

71917503R00065